整形美容专业国家级医疗质量控制中心　编

# 2023年

# 国家医疗服务与质量安全报告

## 整形美容专业分册

U0333406

科学技术文献出版社
SCIENTIFIC AND TECHNICAL DOCUMENTATION PRESS
·北京·

图书在版编目（CIP）数据

2023年国家医疗服务与质量安全报告. 整形美容专业分册 / 整形美容专业国家级医疗质量控制中心编. —北京：科学技术文献出版社，2023. 12
ISBN 978-7-5235-0902-9

Ⅰ.①2… Ⅱ.①整… Ⅲ.①医疗卫生服务—质量管理—安全管理—研究报告—中国—2023
②美容—整形外科学—质量管理—安全管理—研究报告—中国—2023 Ⅳ.①R197.1 ② R622

中国国家版本馆 CIP 数据核字（2023）第 209972 号

## 2023年国家医疗服务与质量安全报告　整形美容专业分册

策划编辑：蔡　蓉　　　　　责任编辑：栾璟煜　　　　　责任校对：王瑞瑞　　　　　责任出版：张志平

出　版　者　科学技术文献出版社
地　　　址　北京市复兴路15号　邮编 100038
编　务　部　（010）58882938，58882087（传真）
发　行　部　（010）58882868，58882870（传真）
邮　购　部　（010）58882873
官 方 网 址　www.stdp.com.cn
发　行　者　科学技术文献出版社发行　全国各地新华书店经销
印　刷　者　北京地大彩印有限公司
版　　　次　2023 年 12 月第 1 版　2023 年 12 月第 1 次印刷
开　　　本　880×1230　1/16
字　　　数　421千
印　　　张　15.25
书　　　号　ISBN 978-7-5235-0902-9
定　　　价　128.00元

# 编写人员

主　　　编：王晓军（中国医学科学院北京协和医院）

副　主　编：龙　笑（中国医学科学院北京协和医院）

　　　　　　熊　伟（石河子大学医学院第一附属医院）

编　　　委：王　彪（福建医科大学附属第一医院）

　　　　　　王永前（中国医学科学院整形外科医院）

　　　　　　王继华（昆明医科大学第二附属医院）

　　　　　　刘　毅（兰州大学第二医院）

　　　　　　孙宝珊（上海交通大学医学院附属第九人民医院）

　　　　　　孙家明（华中科技大学同济医学院附属协和医院）

　　　　　　李　毅（青海大学附属医院）

　　　　　　李小兵（天津市第一中心医院）

　　　　　　李青峰（上海交通大学医学院附属第九人民医院）

　　　　　　杨　松（黑龙江省医院）

　　　　　　吴溯帆（浙江省人民医院）

　　　　　　张　舵（吉林大学第一医院）

　　　　　　胡亚兰（中国人民解放军陆军军医大学士官学校附属医院）

　　　　　　胡志奇（南方医科大学南方医院）

　　　　　　栾　杰（中国医学科学院整形外科医院）

　　　　　　郭　澍（中国医科大学附属第一医院）

　　　　　　蒋海越（中国医学科学院整形外科医院）

　　　　　　舒茂国（西安交通大学第一附属医院）

　　　　　　樊东力（中国人民解放军陆军军医大学第二附属医院）

　　　　　　魏在荣（遵义医科大学附属医院）

　　　　　　斯楼斌（中国医学科学院北京协和医院）

　　　　　　张明子（中国医学科学院北京协和医院）

　　　　　　张杰石（中国医学科学院北京协和医院）

　　　　　　郑姣洁（中国医学科学院北京协和医院）

特 别 感 谢：云瑞新（北京医元数科技有限公司）

　　　　　　刘艺芳（北京农业职业学院）

　　健康是公民不可或缺的基本权益。新中国成立以来，我国不断地对医疗卫生事业进行探索改革，以促进医疗安全、保护患者/求美者的合法权益。随着居民生活水平的提高、爱美人士的增多和医疗美容技术的发展，医疗美容行业日益繁荣，已经成为我国医学领域的热门专业。2014年，我国医疗美容行业刚刚起步，市场规模约为4000亿元，接受整形手术的病例约700万人次。2014年以来，我国医疗美容行业市场发展年增速在40%左右（全球平均增速7%），2019年我国医疗美容行业市场规模已经跃居世界第三。但令人担忧的是，近年来关于医疗美容行业乱象的报道层出不穷，这些行业乱象对求美者的合法权益以及经济、躯体和心理造成了严重损害，且扰乱了医疗美容行业的正常卫生管理秩序。因此，国家卫生健康委员会于2017年筹建了整形美容专业国家级医疗质量控制中心，成立了整形美容专业专家委员会，以评估我国整形美容行业现状，并通过制订行业规则、规定从业人员资质等措施，抵制行业乱象，规范整形美容市场，提高我国整形美容整体医疗安全水平，为求美者提供安全满意的医疗美容大环境。

　　自整形美容专业国家级医疗质量控制中心成立5年以来，在国家卫生健康委员会和中心专家委员会的指导下，在整形美容专业相关医疗机构的积极配合下，国家医疗质量管理与控制信息网（national clinical improvement system, NCIS）数据填报单位的数量逐年上升，填报率及填报医疗机构数量在2023年均达到了历史最高值。整形美容专业国家级医疗质量控制中心自2019年开始撰写《国家医疗服务与质量安全报告》（简称《质控报告》），2023年，在总结过去5年《质控报告》的基础上，整形美容专业国家级医疗质量控制中心对《质控报告》进行了革新。本报告主要包括全国层面的整形美容专业医疗安全指标数据分析，同时进行了全国整形美容专业公立医疗机构和民营医疗机构相关指标数据的比较。除此之外，本报告还对全国31个省级行政区（不含港、澳、台地区）的上报数据分别进行了年度趋势变化分析。

　　整形美容专业自新中国成立以来发展迅速，具有"三多"特点：患者/求美者多、患者病种多、治疗方式多。另外，在治疗方式的选择上，整形美容专业需要同时兼顾不同患者/求美者的主观意愿，进行综合考虑。因此，整形美容专业医疗行为的同质化、标准化难度较大。同时，由于近些年来整形美容专业医疗安全问题较为突出，涉及非法医疗机构、非法行医、非法产品等多方面，为了保障患者/求美者的医疗安全，整形美容专业质量控制（简称质控）工作任重而道远。

本报告受中国医学科学院北京协和医院中央高水平医院临床科研专项"整形美容专业损伤修复大数据平台的建设与损伤修复策略的研究"项目（编号：2022-PUMCH-B-042）资助。

本报告在编写过程中，得到了国家卫生健康委员会、各省级整形美容专业质控中心、各级各类整形美容专业相关医疗机构的大力支持。感谢医院感染管理专业国家级医疗质量控制中心徐笑主任及专家委员会在整形美容质控指标制订方面给予的专业意见。由于数据采集和编写经验不足，恳请各位读者批评指正，多多提出宝贵的意见和建议，我们会继续努力完善。在此，整形美容专业国家级医疗质量控制中心向每一位参与国家整形美容专业质控工作的领导、专家、医学同行及相关工作人员表示衷心的感谢！同时希望各位能够继续积极配合整形美容专业国家级医疗质量控制中心的工作，为保障中国整形美容事业健康发展继续贡献力量！

整形美容专业国家级医疗质量控制中心

王晓军

2023 年 10 月

# 目　录

5555

## 第三章　基于整形美容专业医疗质量控制平台的医疗质量数据分析 …………………… 178

## 第四章　整形美容专业年度改进目标数据分析 …………………………………………… 193

## 第五章　整形美容专业单病种指标数据分析 ……………………………………………… 196

第一章

整形美容专业质量控制工作介绍

## 第一节　国内外医疗美容行业医疗安全现状

近年来，国内外医疗美容行业发展极为迅速，国际美容整形外科学会发布的 2022 年全球整形外科医师美容治疗统计报告显示，2022 年全球整形外科医师美容治疗量较 2021 年同比增长 11.2%，其中手术量同比增长 16.7%，非手术治疗量同比增长 7.2%。手术量排名前 5 位的依次是吸脂、隆乳、眼睑整形、腹壁整形和乳房提升，非手术治疗数量排名前 5 位的分别为肉毒毒素注射、透明质酸填充、脱毛、化学剥脱和非手术减脂。中国求美者数量在国际医疗美容市场中也占据较大份额。

在国际医疗美容行业迅速发展的大趋势下，我国医疗美容行业同样发展迅速，单就整形美容专业门诊量来看，2022 年较 2019 年已实现翻倍增长。在迅速发展的市场前景下，国内整形美容专业医疗安全问题逐渐暴露出来，近年来更是出现了整形美容死亡案例，解决医疗安全问题刻不容缓。整形美容专业国家级医疗质量控制中心经过地方调研，考虑现有医疗安全问题的主要原因包括非法机构、非法产品以及非法行医 3 个方面，这 3 个方面也是质控中心的工作重点。本章简单介绍整形美容专业国家级医疗质量控制中心的相关工作及指标体系，以帮助读者了解质控的内涵和方式、方法。

## 第二节　医疗质量的概念和内涵

医疗安全是医疗机构在实施医疗行为过程中，患者 / 求美者不发生法律和法规允许范围以外的心理与机体结构或功能的损害、障碍、缺陷或死亡。医疗安全的核心是医疗质量。医疗质量是指在现有医疗技术水平、能力及条件下，医疗机构及其医务人员在临床诊断及治疗过程中，按照职业道德及诊疗规范要求，给予患者 / 求美者医疗照顾的程度。

医疗质量管理是指按照医疗质量形成的规律和有关法律、法规要求，运用现代科学管理方法，对医疗服务要素、过程和结果进行管理与控制，以实现医疗质量系统性、持续性改进的过程。其内涵包括 6 个方面：安全、有效、以患者为中心、及时、经济、公平。

国家医疗质量管理控制体系是实现医疗质量系统性和持续性改进的重要保障。图 1-2-1 展示了国家医疗质量管理控制体系，其中的重点工作是"质控指标体系""质控标准体系""监测、预警、评估体系"。在贯彻落实上述工作的基础上，方可了解专业医疗质量现状、预警服务提供者，从而提升医疗质量、节约医疗资源，并促进医疗行业健康有序发展。

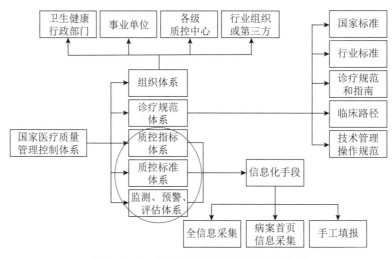

图 1-2-1　国家医疗质量管理控制体系

## 第三节　质量控制指标的分类和概念

质控指标是质控工作的重中之重，设立质控指标并对质控指标数据进行搜集、整理、分析是完成质控工作的基石。质控指标共分为 3 类：结构指标、过程指标和结果指标。结构指标衡量提供医疗服务的物质资源、人力资源和组织结构；过程指标衡量实际提供服务的实体的活动过程以及与其他组织的合作系统；结果指标衡量患者因医疗服务而获得的健康状况。

质控指标共有 10 项基本属性：清晰、有效、结果、相关性、询证、可操作性、可靠性、敏感性、预测价值、可接受。

## 第四节　整形美容专业国家级医疗质量控制中心介绍

### 一、中心组织构架

整形美容专业国家级医疗质量控制中心是由国家卫生健康委员会直接领导的质控组织机构，负责制定国家整形美容专业临床质量安全标准，对全国整形美容质量进行整体监控和评价，并指导各省级质控中心贯彻落实相关决策方案和改进办法。

整形美容专业国家级医疗质量控制中心下设专家委员会、工作组和秘书小组 3 个机构（图 1-4-1）。整形美容专业国家级质量控制中心主任由国家卫生健康委员会任命，是中心的第一负责人，负责统筹中心管理，领导中心办公室，并组织协调专家委员会和工作组，安排并完成国家卫生健康委员会相应的质控工作。

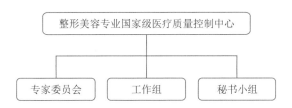

图 1-4-1　整形美容专业国家级医疗质量控制中心组织构架

### 二、职能定位与工作导向

整形美容专业国家级医疗质量控制中心与各整形美容医学学会、协会等学术和专业团体有明显的区别。整形美容专业国家级医疗质量控制中心代替政府履行行业管理职责，体现专业性；同时促进区域内行业发展的规范化、同质化，体现管理性。切实、有效地履行整形美容专业国家级医疗质量控制中心的职能需要清晰的定位和工作导向。整形美容专业国家级医疗质量控制中心的定位涵盖 5 个方面：①国家卫生健康委员会主管部门的职能延伸机构，以国家卫生健康委员会为主导，发挥专业性；②政府行政部门与临床一线的安全枢纽；③卫生主管部门提高政策执行力的助手；④发挥专家特长，协助政府决策的平台；⑤保障临床整形美容安全的重要力量。

在整形美容专业国家级医疗质量控制中心定位的基础上，其工作导向界定为：①切实贯彻落实国家卫生健康委员会政策和指示精神；②保持卫生行政主管部门的政令畅通；③搭建上传下达的行业规范管理平台；④制定行业质量安全指标和从业资质标准；⑤提高中国临床整形美容安全的整体水平。

整形美容专业国家级医疗质量控制中心的定位和工作导向是整形美容质控工作开展的指导原则，保障了整形美容专业国家级医疗质量控制中心职能发挥到位。具体开展工作方面应借鉴国内外同领域和其他专业的成功范例，参考各省级整形美容质控中心的成功经验，充分依靠各省级行政区整形美容质控专家的团队协作，并加强与中华医学会整形外科学分会、中华医学会医学美学与美容学分会以及地方医学会整形美容外科学分会的专业合作与优势互补。

### 三、工作目标与范围

整形美容专业国家级医疗质量控制中心作为政府的眼、手、腿，代替政府履行行业管理职责，不具有行政处罚权利。其工作目标是通过发挥质控中心的专业性，对整形美容医疗服务全程实施动态监控与管理，实时反馈、及时分析并持续改进，以实现患者/求美者能够在任何一家医院和医疗美容机构获得规范化、标准化、行业认定范围内的个性化整形美容服务。

整形美容专业国家级医疗质量控制中心的工作范围面向全国所有提供整形美容服务的医疗机构，包括公立医院、私立医院、美容诊所等。整形美容专业国家级医疗质量控制中心通过制定行业规则、从业人员资质标准等，抵制行业乱象，规范整形美容市场，提高中国整形美容整体安全水平，为患者/求美者提供安全满意的医疗美容大环境。

### 四、考核评价制度

整形美容专业国家级医疗质量控制中心成立专家委员会和工作组，通过调研论证，由工作组提出敏感质控指标，专家委员会讨论通过后进行数据搜集、统计和全面分析，指导并制定整形美容质控改进方案，并向国家卫生健康委员会汇报。整形美容专业国家级医疗质量控制中心根据国家卫生健康委员会的批复和修改意见，将质控改进方案下发至各地区，而后通过定期随访数据以评价质控工作改进情况。

### 五、专家工作制度

由国家卫生健康委员会直接任命的整形美容专业国家级医疗质量控制中心专家委员会承担国家整形美容质控工作的组织、协调和领导作用。

整形美容专业国家级医疗质量控制中心的专家之间应加强专业交流与沟通，履行上传下达职责，贯彻落实国家卫生健康委员会的政策和指示精神，保持卫生行业主管部门的政令畅通，搭建行业规范管理平台，同时协助所负责的地区完成质控政策的实施工作。

整形美容专业国家级医疗质量控制中心工作组应定期举行例会，就当地质控工作的实施和开展情况互相交流，同时根据国家卫生健康委员会的指导意见，积极开展质控的相关改进和评价工作。同时，各地医院需设立质控安全员（建议科室第一负责人），并由各省级行政区质控中心负责当地质控安全员的培训工作，以及每年以书面形式向整形美容专业国家级医疗质量控制中心进行工作总结。

### 六、专家委员会名单

为进一步规范整形美容专业国家级医疗质量控制中心的建设与管理，按照《国家卫生健康委办公厅关于印发医疗质量控制中心管理规定的通知》（国卫办医政发〔2023〕1号），结合既往工作情况和2022年度国家级质控中心考核评估情况，国家卫生健康委员会医政司确定了第二届整形美容专业国家级医疗质量控制中心专家委员会委员名单，并于2023年3月29日正式公布，有效期自发文之日起至2025年12月31日结束。

第二届整形美容专业国家级医疗质量控制中心专家委员会委员名单见表1-4-1。

表 1-4-1　第二届整形美容专业国家级医疗质量控制中心专家委员会委员名单

| 委员类别 | 姓名 | 单位 | 职称 |
|---|---|---|---|
| 主任委员 | 王晓军 | 中国医学科学院北京协和医院 | 主任医师 |
| 副主任委员 | 龙笑 | 中国医学科学院北京协和医院 | 主任医师 |
| 副主任委员 | 熊伟 | 石河子大学医学院第一附属医院 | 主任医师 |
| 委员 | 王彪 | 福建医科大学附属第一医院 | 主任医师 |
| 委员 | 王永前 | 中国医学科学院整形外科医院 | 主任医师 |
| 委员 | 王继华 | 昆明医科大学第二附属医院 | 主任医师 |
| 委员 | 刘毅 | 兰州大学第二医院 | 主任医师 |
| 委员 | 孙宝珊 | 上海交通大学医学院附属第九人民医院 | 主任医师 |
| 委员 | 孙家明 | 华中科技大学同济医学院附属协和医院 | 主任医师 |
| 委员 | 李毅 | 青海大学附属医院 | 主任医师 |
| 委员 | 李小兵 | 天津市第一中心医院 | 主任医师 |
| 委员 | 李青峰 | 上海交通大学医学院附属第九人民医院 | 主任医师 |
| 委员 | 杨松 | 黑龙江省医院 | 主任医师 |
| 委员 | 吴溯帆 | 浙江省人民医院 | 主任医师 |
| 委员 | 张舵 | 吉林大学第一医院 | 主任医师 |
| 委员 | 胡亚兰 | 中国人民解放军陆军军医大学士官学校附属医院 | 主任医师 |
| 委员 | 胡志奇 | 南方医科大学南方医院 | 主任医师 |
| 委员 | 栾杰 | 中国医学科学院整形外科医院 | 主任医师 |
| 委员 | 郭澍 | 中国医科大学附属第一医院 | 主任医师 |
| 委员 | 蒋海越 | 中国医学科学院整形外科医院 | 主任医师 |
| 委员 | 舒茂国 | 西安交通大学第一附属医院 | 主任医师 |
| 委员 | 樊东力 | 中国人民解放军陆军军医大学第二附属医院 | 主任医师 |
| 委员 | 魏在荣 | 遵义医科大学附属医院 | 主任医师 |
| 秘书 | 斯楼斌 | 中国医学科学院北京协和医院 | 副主任医师 |
| 秘书 | 张明子 | 中国医学科学院北京协和医院 | 医师 |

## 第五节　整形美容专业质量控制指标的发展和演变

整形美容专业质控指标的初筛均来自于往年《国家医疗服务与质量安全报告》，初筛指标经过整形美容专业国家级医疗质量控制中心工作组讨论后上报专家委员会审核，并于 2019 年 5 月 31 日在全国整形美容专业医疗质量控制工作会议上进行了最终筛选（图 1-5-1、图 1-5-2）。最早期的质控指标（简称初始指标）分为 3 大类，共计 16 项指标。

国家卫生健康委员会司(局)便函

国卫医质控便函〔2019〕10号

关于召开2019年全国整形美容专业
医疗质量控制工作会议的函

各相关单位:

为进一步完善整形美容专业医疗质量管理与控制体系,加强整形美容专业医疗质量管理与控制,促进整形美容专业质控工作的开展,经研究,决定召开2019年国家整形美容专业医疗质量控制工作会议。现将有关事项通知如下:

一、会议内容

(一)解读医疗质量管理与控制体系建设政策;

(二)部署2019年全国整形美容专业质控工作;

(三)讨论整形美容专业质控指标。

二、会议时间

2019年05月31日(周五)09:00-15:00,会期1天。

三、会议地点

北京协和医院东单院区(北京市东城区校尉胡同5号)学术会堂

四、参会人员

(一)国家卫生健康委政医管局相关负责同志;

(二)国家整形美容专业质控中心专家委员会成员;

(三)各省级整形美容质控中心相关负责同志。

五、其他

(一)请未成立省级整形美容专业质控中心的省份派1名相关工作负责同志及1名整形美容质控领域专家参会,以便推动相关工作落实。

(二)会议交通、食宿费用自理,会议不安排接送站。

(三)参会人员请于5月22日前将参会回执(附件3)反馈至邮箱。

联系人:龙笑、斯楼斌

电 话:

邮 箱:

附 件:1.国家整形美容专业质控中心专家委员会名单

2.参会回执

2019年5月20日

图1-5-1 2019年全国整形美容专业医疗质量控制工作会议通知

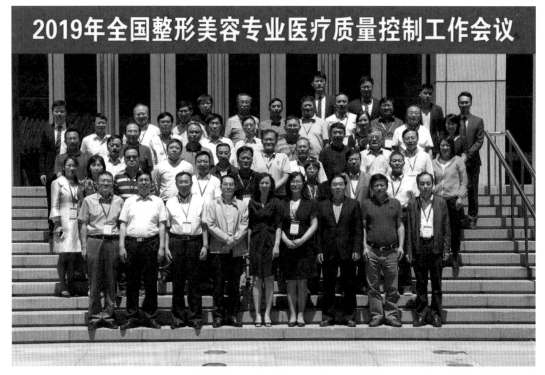

图1-5-2 2019年全国整形美容专业医疗质量控制工作会议合影

初始指标的目的是:初步评估行业现状,排查行业安全隐患,通过指标变化趋势评估行业发展。指标构成以结构指标为主,辅以医疗安全性指标。目前,整形美容专业国家级医疗质量控制中心指标数据收集工作已历时4年,初始指标已不能满足质控工作评价的要求,主要表现为结构指标占比过多、医疗安全指标占比不足、缺乏过程指标以及无专业协同改进方向。因此,为进一步完成国家卫生健康委员会医疗安全质控工作任务，反馈医疗行业现状及变化趋势，发现医疗安全问题，整形美容专业国家级医疗质量控制中心对指标进行了相应调整，近 4 年的指标调整情况见表 1-5-1～表 1-5-4。

表 1-5-1　2019—2022 年整形美容专业质控基本信息指标变化情况

| 2019 年 | 2020 年 | 2021—2022 年 |
| --- | --- | --- |
| ● 科室年末总人数<br>● 医师学位成分<br>● 医师职称成分<br>● 医师年龄成分<br>● 医师专业成分 | ● 科室年末总人数<br>● 医师学位成分<br>● 医师职称成分<br>● 医师年龄>45 岁人数<br>● 医师专业成分 | ● 科室年末总人数<br>● 医师学位成分<br>● 医师职称成分<br>● 医师专业成分 |

注：2019—2022 年基本信息指标变化不显著；对医师的评估仍是关键。

表 1-5-2　2019—2022 年整形美容专业质控病房相关指标变化情况

| 2019 年 | 2020 年 | 2021—2022 年 |
| --- | --- | --- |
| ● 年收治患者总人数<br>● 收治患者疾病类型<br>● 治疗相关并发症发生人数<br>● 出血及血肿人数<br>● 感染人数<br>● 非计划二次治疗人数<br>● 患者平均满意度 | ● 病房年收治患者总人数<br>● 病房收治患者疾病类型<br>● 病房治疗相关并发症发生人数<br>● 病房出血及血肿人数<br>● 病房感染人数<br>● 病房患者平均满意度 | ● 病房年收治患者总人数<br>● 病房收治患者疾病类型<br>● 病房治疗相关并发症发生人数 |

注：因指标总数限制、门诊指标及单病种指标加入，减少了病房指标数量；病房指标仍主要保留结构指标。

表 1-5-3　2019—2022 年整形美容专业质控门诊相关指标变化情况

| 2019 年 | 2020 年 | 2021—2022 年 |
| --- | --- | --- |
| 无门诊指标 | ● 年门诊总人数<br>● 年门诊手术总量<br>● 年门诊生物材料注射总量<br>● 年门诊注射相关并发症发生人数<br>● 年科室整形相关治疗死亡人数 | ● 年门诊总人数<br>● 年门诊手术总量<br>● 年门诊生物材料注射总量<br>● 年门诊注射相关并发症发生人数 |

注：2020 年首次加入门诊指标；2020—2022 年因后续单病种指标的加入，删除 1 项门诊指标。

表 1-5-4　2019—2022 年整形美容专业质控单病种指标变化情况

| 2019 年 | 2020 年 | 2021—2022 年 |
| --- | --- | --- |
| 无单病种指标 | 无单病种指标 | ● 乳腺癌术后乳房再造<br>　手术部位感染率<br>　乳房再造手术抗生素使用率<br>　乳房再造手术非生物材料使用率<br>　即刻乳房再造手术率<br><br>● 重睑<br>　重睑术后修复率<br>　重睑术后多次修复率 |

注：2021 年首次加入单病种指标；单病种指标连续应用两年，观察其趋势。

2023 年，整形美容专业国家级医疗质量控制中心对质控指标进行了较大调整，主要改动包括以下几方面：保留部分结构指标观察行业发展变化；目前收集的大部分结构指标数据虽然能够初步了解行业的基本情况（缺乏民营医院的更多数据），但对于指标主体的构建思路，需由结构指标为主体向医疗安全性指标为主体转变；质控指标的构建需进一步向科学化方向改进，医疗安全性指标分别设立了结构指标、过程指标和结果指标，以进行全面评估；同其他专业（如病案专业、麻醉专业）质控中心合作，建立专业协同指标，从而辅助指标体系的建立。2023 年质控指标的修改和变化情况见表 1-5-5。

表 1-5-5　2023 年整形美容专业质控指标变化情况

| 指标类型 | 2022 年最终指标 | 指标类型 | 2023 年最终指标 | 修改情况 |
|---|---|---|---|---|
| 基本信息指标 | 年末科室医师总人数 | 基本信息指标 | 年末科室护医比 | 替换 |
| | 医师学位成分 | | 在职科室医师学位构成情况 | 保留 |
| | 医师职称成分 | | 在职科室医师专业出身构成情况 | 保留 |
| | 医师专业成分 | | 科室开放床位比 | 替换 |
| 病房相关指标 | 病房年收治患者总人数 | 结构指标 | 年科室病房收治患者疾病比例 | 保留 |
| | 病房收治患者疾病类型 | 过程指标 | 年科室病房 I 类切口围手术期抗生素使用率 | 替换 |
| | 病房治疗相关并发症发生人数 | 结果指标 | 年科室病房 I 类切口手术患者感染率 | 替换 |
| 门诊相关指标 | 年门诊总人数 | 结构指标 | 年科室门诊患者治疗类型比例 | 替换 |
| | 年门诊手术总量 | 过程指标 | 年科室门诊生物材料单次注射支数≥3 支的患者比例 | 替换 |
| | 年门诊生物材料注射总量 | 结果指标 | 年科室门诊生物材料注射相关并发症接诊率 | 替换 |
| | 年门诊注射相关并发症发生人数 | 结构指标 | 年科室乳腺癌术后 I 期乳房再造比例 | 替换 |
| 单病种指标 | 乳腺癌术后乳房再造手术部位感染率 | 过程指标 | 年乳腺癌术后 I 期乳房再造围手术期抗生素使用率 | 保留 |
| | 乳腺癌术后乳房再造手术抗生素使用率 | 结果指标 | 年乳腺癌术后 I 期乳房再造手术部位感染率 | 保留 |
| | 乳腺癌术后乳房再造非生物材料使用率 | 专业协同指标 病案专业 | 电子病历系统使用率 | 替换 |
| | 乳腺癌术后即刻乳房再造手术率 | 麻醉专业 | 年科室专业麻醉医师协助麻醉的手术比例 | 替换 |
| | 重睑术后修复率 | | | |

注：保留部分结构指标；指标主体由结构指标向医疗安全性指标转变；指标构架为结构指标、过程指标和结果指标；专业协同指标指联合其他专业质控中心所建立的指标。

除此之外，根据国家卫生健康委员会的要求，整形美容专业国家级医疗质量控制中心在 2022 年纳入了专业年度改进目标，作为年度质控工作的重点改进指标。表 1-5-6 显示 2022 年和 2023 年整形美容专业的年度改进目标。

表 1-5-6 2022—2023 年整形美容专业年度改进目标

| 年份 | 质控中心 | 改进目标 | 目标简述 |
|---|---|---|---|
| 2022 年 | 整形美容专业 | 降低注射美容并发症发生率（PIT-2022-32） | 注射美容是目前整形美容专业最为流行、普适性最为广泛的医美项目，常见的并发症有局部红斑、肉芽肿，部分患者还可发生中毒反应、血管栓塞，甚至脑梗死、死亡等严重并发症。并发症的发生与医师对患者的评估、注射技术、药物剂量选择等因素密切相关，积极的干预可以有效降低其发生率，保障患者安全。 |
| 2023 年 | 整形美容专业 | 降低注射美容并发症发生率（PIT-2023-38） | 注射美容是目前整形美容专业最为流行、普适性最为广泛的医美项目。注射美容的主要不良反应可表现为局部红斑、肉芽肿，严重不良反应为中毒反应、血管栓塞等，严重的可导致死亡。这些并发症的产生与医生的注射技术、注射条件等有重要关系，加强注射美容医疗质控工作，能够有效减少注射美容并发症的发生。 |

注：内容来源为《国家卫生健康委办公厅关于印发 2022 年国家医疗质量安全改进目标的通知》和《国家卫生健康委办公厅关于印发 2023 年国家医疗质量安全改进目标的通知》。

由于整形美容专业亚专业较多，2023 年整形美容专业国家级医疗质量控制中心设立了 6 个亚专业（包括注射美容、眼整形、乳房整形、脂肪整形、会阴整形和毛发移植）学组，每个亚专业学组需根据自身亚专业临床特点，制定亚专业质控指标，并进行监测和反馈。各亚专业质控指标见表 1-5-7。

表 1-5-7 2023 年提出的整形美容亚专业质控指标

| 整形美容亚专业 | 质控指标 |
|---|---|
| 注射美容 | 降低注射美容并发症发生率 |
| 眼整形 | 减少下睑袋整形术后下睑外翻发生率 |
| 乳房整形 | 减少乳房假体植入术后感染发生率 |
| 脂肪整形 | 减少吸脂术后早期低血压性休克发生率 |
| 会阴整形 | 减少阴道紧缩术后直肠损伤发生率 |
| 毛发移植 | 减少毛发移植术后早期毛囊炎发生率 |

综上所述，专业质控指标是反映行业现状及问题的重点突破口，同时也是质控工作的中心环节，因此整形美容专业国家级医疗质量控制中心结合既往 4 年的工作经验，建立了整形美容专业质控指标体系（图 1-5-3），以更加全面有效地指导质控工作。

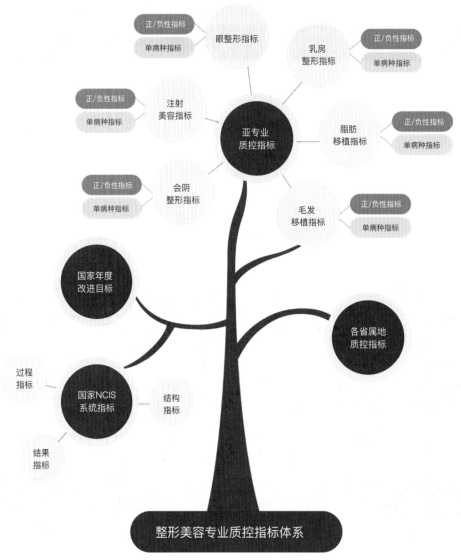

图 1-5-3 2023 年整形美容专业质控指标体系

## 第六节 质量控制指标的数据获取方式

质控指标的数据获取方式目前包括以下几种途径：NCIS、整形美容专业医疗质量控制平台（https://www.plasticqc.com）、医院质量监测系统（hospital quality monitoring system，HQMS）。

前两者一般是下发通知后，在规定的填报时间范围内，由医疗机构根据注册时获得的账号和密码登录系统进行数据填报和提交。HQMS 一般由系统自动提取相应病案首页数据。

本报告所使用的数据来自于上述 3 个途径。

第二章

基于国家医疗质量管理与控制信息网的
整形美容专业医疗质量数据分析

## 第一节 国家医疗质量管理与控制信息网简介

NCIS 是用于国内医疗机构医疗质量管理与控制的国家级临床信息系统，旨在通过搜集临床数据，分析医疗安全问题，提供医疗安全学习途径和决策支持，提高国内医疗质量，促进临床决策的科学化和规范化。

NCIS 的医疗质量控制与管理主要包括以下几个方面。①临床数据收集和分析：NCIS 能够提取（包括直接提取和手工填报两种方式）和收集各医疗机构的相关临床数据（包括病例信息、检查结果、医嘱情况等），并对数据进行整理和分析；②质量指标和评估：NCIS 根据国家和行业的相关医疗质量标准，制定专业相关的医疗安全指标体系，对国内医疗机构的医疗安全质量进行监测和评估，并发现现有和潜在的医疗安全问题和隐患；③医疗过程管理：NCIS 根据数据反馈的医疗安全问题制定临床路径、病例管理、治疗指南、改进方案等，提供医疗过程的规范化和标准化方案，促进国内医疗机构医疗安全质量的提高；④医疗决策支持：NCIS 可以提供丰富的医疗知识和临床指南，能够为临床医师提供相应的医疗决策支持，帮助临床医师在保障患者医疗安全的前提下做出科学、准确的诊断和治疗决策；⑤质量改进和学习：NCIS 通过反馈数据结果和提供相应的改进策略，帮助医疗机构和临床医师发现医疗安全问题，改进医疗安全问题并贯彻改进策略，同时 NCIS 可以追踪改进效果，从而推动医疗安全质量的持续改进。

通过 NCIS 的医疗质量控制与管理，医疗机构可以实现医疗质量的监测、评估和改进，提高医疗质量和安全性，提升医疗服务的效果和效率，为患者/求美者提供更好的医疗体验。

## 第二节 医疗机构填报情况分析

### 一、填报率和斜杠率

2023 年 5 月，国家卫生健康委员会医政司下发《关于开展〈2023 年国家医疗服务与质量安全报告〉数据调查工作的函》，正式启动 2023 年 NCIS 系统填报工作。数据填报于 2023 年 5 月 31 日截止，数据搜集时间为 2022 年 1 月 1 日—2022 年 12 月 31 日。

经填报反馈，本次共有 7351 家医疗机构参与填报，实际填报的医疗机构数量共计 6502 家，整体填报率（填报数据并提交的医疗机构占全部医疗机构的比例，反映医疗机构填报和提交的情况）为 88.45%，显著高于往年。斜杠率（指标数据填写"/"的医疗机构占全部医疗机构的比率，反映指标的普适性情况）方面，由于 2023 年质控指标涵盖范围更广，亚专业覆盖更全，部分医疗机构的亚专业开展未能做到全面覆盖，因此斜杠率轻度升高。图 2-2-1 显示 2018—2022 年 NCIS 系统医疗机构填报率及指标斜杠率的变化趋势。

在填报完整度（医疗机构完成填写的指标数量占全部指标数量的比例，反映医疗机构是否完整填写指标的情况）方面，2022 年医疗机构指标填报完整度为 99.61%，较往年基本持平（往年均在 98% 以上）。

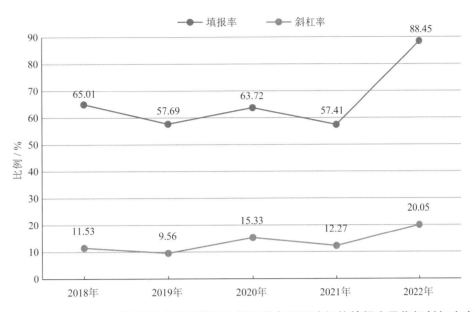

图 2-2-1　2018—2022 年国家医疗质量管理与控制信息网医疗机构填报率及指标斜杠率变化趋势

## 二、整形美容专业医疗机构基本情况

在参与 NCIS 系统填报的 6502 家医疗机构中,设有整形美容专业的医疗机构共计 1502 家（其中公立医疗机构 1313 家,民营医疗机构 189 家）,占比为 23.10%。近年来整形美容专业医疗机构数量逐年上升,2018 年 NCIS 系统统计有 954 家医疗机构设有整形美容专业,截至本次统计时,已增加 548 家。设有整形美容专业的公立医疗机构和民营医疗机构数量均呈现逐年递增的趋势,公立医疗机构从 2018 年的 868 家增加至 2022 年的 1313 家,民营医疗机构从 2018 年的 86 家增加至 2022 年的 189 家。

近年来,设有整形美容专业的医疗机构占比呈现缓慢增加趋势,由 2018 年的 19.43% 增加至 2022 年的 23.10%。2018—2022 年设有整形美容专业的医疗机构数量占填报医疗机构总数的比例变化情况见图 2-2-2;设有整形美容专业的医疗机构以及其中公立医疗机构和民营医疗机构的数量变化情况见图 2-2-3。这些数据显示近年来全国整形美容医疗服务覆盖面愈发广泛,呈现稳步发展的态势。

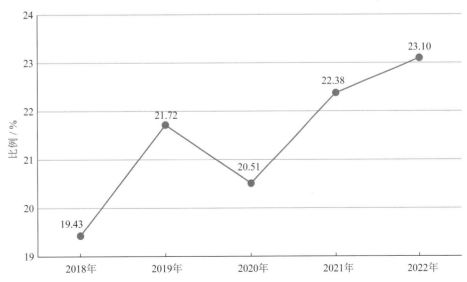

图 2-2-2　2018—2022 年国家医疗质量管理与控制信息网设有整形美容专业的医疗机构占比情况

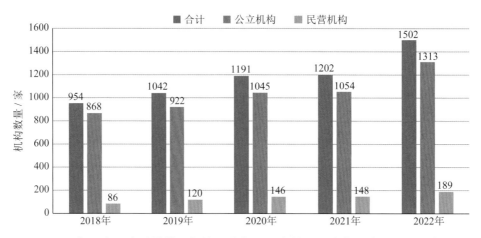

图 2-2-3 2018—2022 年国家医疗质量管理与控制信息网设有整形美容专业的公立和民营医疗机构数量情况

除此之外，在这 1502 家设有整形美容专业的医疗机构中，西医医疗机构有 1426 家，中医相关医疗机构〔包括中医医院、中医（综合）医院、中西医结合医院〕有 76 家（图 2-2-4）；综合性医疗机构有 1455 家，专科医疗机构有 47 家（其中整形美容专业专科医疗机构 26 家，非整形美容专业专科医疗机构 21 家）（图 2-2-5）。综合图 2-2-4 及图 2-2-5，可以看到设有整形美容专业的综合性医疗机构以及整形美容专科医疗机构数量均呈稳步提升趋势，行业发展较为均衡。

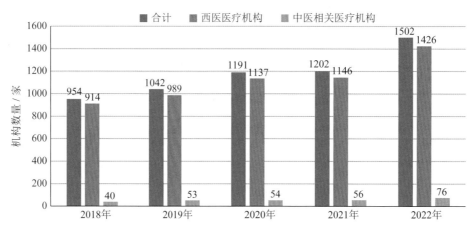

图 2-2-4 2018—2022 年国家医疗质量管理与控制信息网设有整形美容专业的西医医疗机构与
中医相关医疗机构数量情况

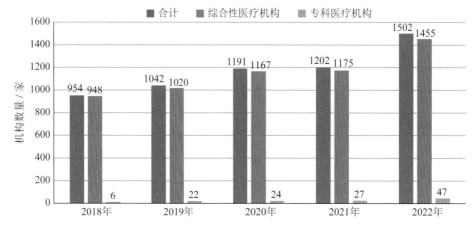

图 2-2-5 2018—2022 年国家医疗质量管理与控制信息网设有整形美容专业的综合性医疗机构与
专科医疗机构数量情况

### 三、整形美容专业医疗机构配置情况

整形美容专业医疗机构配置情况自 2020 年开始统计，主要指医疗机构整形美容科的门诊和病房设置情况，包括只有门诊、只有病房、有门诊和病房 3 个选项，且为单项选择。因无门诊来源的患者 / 求美者，单选"只有病房"的整形美容专业医疗机构需额外手工填写住院患者 / 求美者来源。根据医疗机构手工填写信息所示，2022 年"只有病房"的整形美容专业医疗机构患者 / 求美者的主要来源是本院其他科室的门诊、急诊或病房转入以及外院转入。图 2-2-6 显示 2020—2022 年设有整形美容专业的医疗机构配置情况。

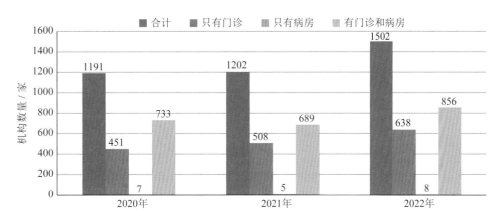

图 2-2-6　2020—2022 年国家医疗质量管理与控制信息网设有整形美容专业的医疗机构配置情况

由图 2-2-6 可见，随着整形美容专业医疗机构总数的逐年递增，"只有门诊"和"有门诊和病房"的医疗机构数量同样呈现逐年递增趋势。"只有门诊"的医疗机构比例由 2020 年的 37.87% 升高至 2022 年的 42.48%，"有门诊和病房"的医疗机构比例由 2020 年的 61.54% 下降至 2022 年的 56.99%，由此可见，近年来整形美容行业发展开始趋向于门诊服务类型，考虑原因为患者 / 求美者对整形美容的需求更倾向于快速、微创、有效的门诊治疗。

在公立和民营整形美容专业医疗机构的配置方面，公立医疗机构仍以"有门诊和病房"占多数，而民营医疗机构中"只有门诊"和"有门诊和病房"的比例基本持平，且无民营医疗机构的配置为"只有病房"（图 2-2-7）。因此，单就不同配置所占的比例来看，民营医疗机构配置为"只有门诊"的比例高于公立医疗机构，客观上来说较符合民营机构开展快速、微创、有效的门诊治疗来满足患者 / 求美者需求的现状。

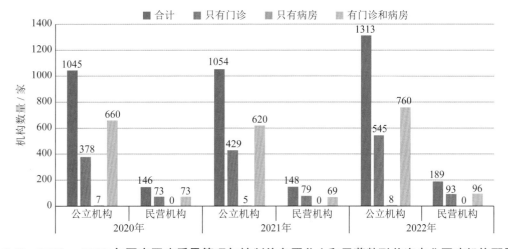

图 2-2-7　2020—2022 年国家医疗质量管理与控制信息网公立和民营整形美容专业医疗机构配置情况

## 第三节 基本信息指标数据分析

本节中基本信息指标主要为结构指标，包括科室医护情况、医师专业背景情况及开放床位数等。

### 一、指标用词说明

整形美容科：将整形外科、美容外科、烧伤整形科、皮肤美容科等从事整形美容相关诊疗活动的专业科室统称为"整形美容科"。

整形美容科医师：具有医学专业大学及以上学历，具备扎实的临床医学基础、外科及整形美容专业基础与操作技能。

美容主诊医师：具备执业医师资格，经执业医师注册机关注册，具备中华人民共和国卫生健康委员会《医疗美容服务管理办法》中规定的医疗美容专业执业条件，通过统一考试和考核，取得医疗美容某一专业资质，并具备实施医疗美容行为专科能力的专业执业医师。

整形美容科护士：在整形美容科从事护理工作的专科护理在职人员。

上述人员统计时不包含轮转医护、多点执业医护、进修生、实习生、研究生、规培生等非本科室在职人员。

### 二、护医比

护医比指标为2022年首次采用，用于评估整形美容专业医疗机构人员配比情况。整形美容专业亚专业繁多，患者/求美者基数大、需求多、要求高，除了繁重的医疗工作以外，护理工作同样紧张。因此，了解医疗机构护医比有助于整体评估医疗机构医疗和护理工作搭配情况。

就"年末科室医师总人数"（截至统计年度12月31日，科室在职医师人数）而言，该数据自2018年便开始统计。由图2-3-1可以看出，全国（包括公立医疗机构和民营医疗机构）整形美容科年末科室医师总人数呈现逐年上升趋势，近5年医师总人数增加4149人，其中公立医疗机构增加3276人，民营医疗机构增加873人。民营医疗机构年末科室医师总人数占比从2018年的6.69%上升至2022年的12.33%。由此可见，一方面民营医疗机构近年来对NCIS指标数据填报的积极性以及国家质控工作的配合度有显著提高；另一方面体现出近年来民营医疗机构有显著发展。

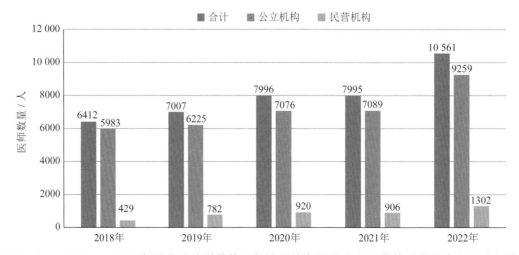

图2-3-1 2018—2022年国家医疗质量管理与控制信息网公立和民营整形美容专业医疗机构年末科室医师总人数情况

除此之外，2022 年"年末科室医师总人数"指标数据显示，在 10 561 名医师中，共有 6151 人具有美容主诊医师资格，占比为 58.24%；在全部美容主诊医师中，公立医疗机构有 5447 人，占比为 88.55%，民营医疗机构有 704 人，占比为 11.45%。

2022 年统计数据显示，全国整形美容科护士共有 12 340 人，其中公立医疗机构有 10 088 人（占比 81.75%），民营医疗机构有 2252 人（占比 18.25%）。由于医师人数分为两个指标进行统计，一为"年末科室医师总人数"，二为"年末科室美容主诊医师总人数"，因此可以得到两个护医比。将护士总人数与医师总人数的比值定义为"护医比 1"，将护士总人数与美容主诊医师总人数的比值定义为"护医比 2"。护医比 1 和护医比 2 在公立医疗机构和民营医疗机构的情况及全国均值情况见图 2-3-2。

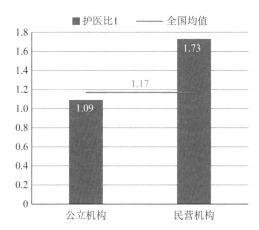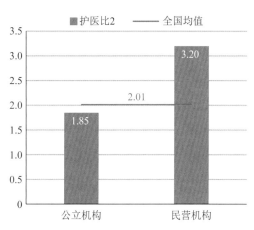

图 2-3-2　2022 年国家医疗质量管理与控制信息网公立和民营整形美容专业医疗机构护医比情况

如图 2-3-2 所示，公立整形美容专业医疗机构的护医比 1 和护医比 2 显著低于全国平均水平；民营整形美容专业医疗机构的护医比 1 和护医比 2 显著高于全国平均水平，且护医比 2 达到了 3.20，即在民营医疗机构中，每一位美容主诊医师平均可配备 3.2 名护士协助整形美容工作。由此可见，民营整形美容专业医疗机构的护理人员配置优于公立医疗机构。

### 三、在职科室医师学位构成情况

医师学位构成反映整形美容科医师接受医学高等教育的情况，该结构指标自 2019 年开始统计。图 2-3-3 显示了 2018—2022 年科室医师学位比例的变化趋势，可以看出，就学士以下学位的医师而言，2018—2022 年公立医疗机构中其占比及全国均值相对稳定，民营医疗机构中有 20%～30% 的医师是学士以下学位；就学士学位医师而言，公立医疗机构中其占比和全国均值相对稳定，民营医疗机构中近半数医师拥有学士学位；就硕士学位医师而言，公立医疗机构中其占比和全国均值逐年上升，30% 以上的医师拥有硕士学位，民营医疗机构约 20% 的医师拥有硕士学位；就博士学位医师而言，公立医疗机构中其占比和全国均值相对稳定，约 15% 左右的医师拥有博士学位，而民营医疗机构拥有博士学位的医师不足 5%。

从图 2-3-3 所反映出的医师学位占比可以看出，公立医疗机构的医师学位比例水平接近全国均值，考虑与获取的数据中公立医疗机构医师占比较大有关。另外，公立医疗机构中医师学位以学士学位和硕士学位为主，各占约 40%，其次为博士学位，占比最低的是学士以下学位。在民营医疗机构中，医师学位以学士学位为主，约占 50%，其次是硕士学位和学士以下学位，约占 20%，占比最低的是博士学位。

从图 2-3-3 可以看出，目前高学位医师倾向于在公立医疗机构提供整形美容服务，考虑与职业发展和医教研需求有关；民营医疗机构的医师学位以学士学位为主，间接反映民营整形美容医疗机构的学科建设仍存在短板。

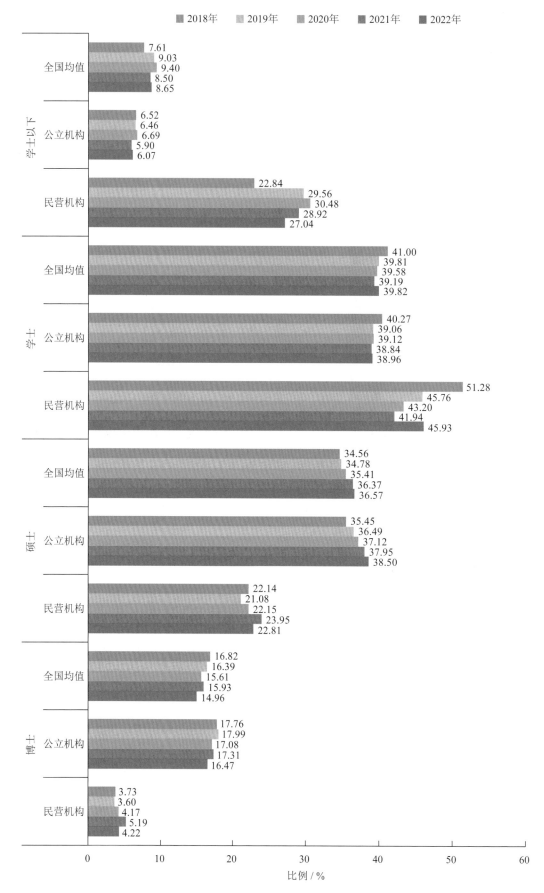

图 2-3-3　2018—2022 年国家医疗质量管理与控制信息网公立和民营整形美容专业
医疗机构医师学位构成情况

## 四、在职科室医师专业背景构成情况

医师专业背景反映了从事整形美容工作的医师在接受教育和培训期间是否接受了整形美容专业相关的医学教育和培训。经过专业培训的医师能够更好地从事整形美容专业活动并保障患者/求美者医疗安全。该结构指标自 2018 年开始统计。图 2-3-4 显示近 5 年科室医师专业背景构成的变化趋势，可见：①对于整形美容专业出身的医师，2018—2022 年其占比的全国均值和公立医疗机构中的占比相对稳定，为 60%～70%，民营医疗机构中整形专业出身的医师比例波动较大；②对于其他专业出身的医师，其占比的全国均值和公立医疗机构中的占比在 2018—2021 年相对稳定，而 2022 年有所提升，整体波动于 30%～40%，民营医疗机构中其他专业出身的医师占比变化较大。

从图 2-3-4 反映出的医师专业背景构成可以看到，公立医疗机构的医师构成比例接近全国均值，考虑与获取的数据中公立医疗机构医师占比较大有关。另外，整形专业出身的医师占比不管是全国均值，还是在公立医疗机构和民营医疗机构中均达 50% 以上，最高可达 70% 以上。由此可见，从事整形美容专业的医师，较大比例接受了专业的整形美容相关教育和培训。针对其他专业出身的医师，系统填报时并未进一步细分医师的具体专业，但常见的其他专业包括神经外科、骨科、耳鼻喉科等（尚无官方数据支持）。

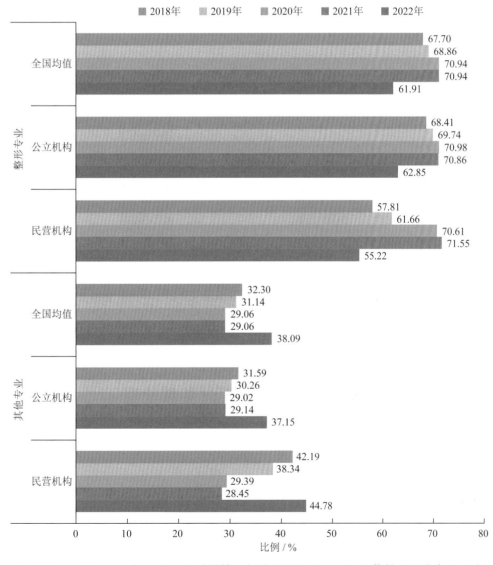

图 2-3-4　2018—2022 年国家医疗质量管理与控制信息网公立和民营整形美容专业医疗机构医师专业背景构成情况

近年来，整形美容专业的蓬勃发展让更多其他专业出身的医师希望经过培训及认证后进入医疗美容行业从业。目前，全国各省级行政区对其他专业出身医师进入医疗美容行业从业的要求各不相同，部分省份已经试行本省相关的管理规定（如辽宁省）。除此之外，国内对部分其他专业出身的医师进行整形美容专业教育和培训的时间并不统一，有些医师培训数日即可上岗从事整形美容专业活动，存在一定的医疗安全隐患。对于其他专业出身的医师开展整形美容医疗行为的准入、定期考核等标准和政策，需围绕各地整形美容服务的状况制定，整形美容专业国家级医疗质量控制中心将在2024年围绕该问题重点开展梳理工作。

## 五、科室开放床位比

科室开放床位比指标适用于设有整形美容科床位的医疗机构，可以反映科室床位相较于全院床位的配置情况，同时，该指标与医师人数和护士人数相结合可间接评估医师和护士人均床位配比。该指标于2022年首次采用。

根据2022年统计数据，全国整形美容科开放床位数为18 298张，其中公立医疗机构科室开放床位数为16 531张，民营医疗机构科室开放床位数为1767张。科室开放床位比的全国均值为1.17%，公立医疗机构为1.11%，民营医疗机构为2.27%（图2-3-5），由此可见公立医疗机构整形美容科开放床位比水平并不高，而民营医疗机构该数据显著高于全国均值，考虑原因为民营机构中整形美容专业专科医疗机构更多，因此具有更高的科室开放床位比。

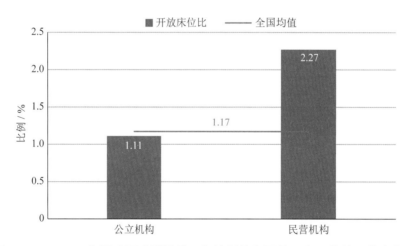

图2-3-5 2022年国家医疗质量管理与控制信息网公立和民营整形美容专业
医疗机构科室开放床位比情况

## 第四节 病房相关指标数据分析

本节病房相关指标包括年科室病房收治患者疾病比例、年科室病房Ⅰ类切口围手术期抗生素使用率以及年科室病房Ⅰ类切口手术患者感染率。

### 一、年科室病房收治患者疾病比例

年科室病房收治患者疾病比例能够反映科室住院患者疾病类型，了解住院患者的治疗需求。该指标自2018年开始统计，但2018年数据填报存在较大误差（较多医疗机构将门诊数据一并填写），因此本节不列出2018年的数据。

2022 年统计全国整形美容科室病房收治患者总人数为 370 061 人次，其中公立医疗机构有 340 720 人次（92.07%），民营医疗机构有 29 341 人次（7.93%）。该结果较往年基本保持稳定，说明住院患者的相关数据仍以公立医疗机构为主导。

为了便于分类和医疗机构填报，同时遵循往年填报习惯，在此将病房收治患者的疾病类型分为三大类：①创伤性疾病：包括体表肿物、非美容目的的瘢痕修复、乳房重建、创伤重建等；②先天性疾病：包括唇腭裂、巨痣、先天性小耳畸形等；③美容性需求：包括美容目的的隆乳、脂肪抽吸、脂肪填充、重睑等。

图 2-4-1 显示创伤性疾病患者占比变化情况。由于填报医疗机构中公立医疗机构占大多数，因此全国均值与公立医疗机构水平基本一致。2019—2022 年整形美容科室病房收治创伤性疾病患者的占比在 60%～70% 之间，占病房收治患者的半数以上。由此可见，公立医疗机构整形美容科以修复重建为主要治疗导向。民营医疗机构填报数量较少，每年数据呈现较大的波动，但整体而言，民营医疗机构创伤性疾病患者的收治数量占比不足 50%。考虑到部分创伤性疾病患者病情和治疗复杂，因此患者本身可能更倾向于在公立医疗机构就诊和治疗。

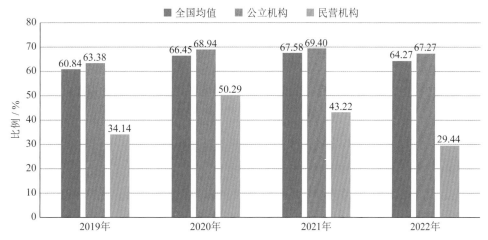

图 2-4-1　2019—2022 年国家医疗质量管理与控制信息网公立和民营整形美容专业科室收治
创伤性疾病患者占比情况

图 2-4-2 显示先天性疾病患者占比变化情况。由于填报医疗机构中公立医疗机构占大多数，因此全国均值与公立医疗机构水平基本一致。2019—2022 年整形美容科室病房收治先天性疾病患者的比例在 12% 左右，由于先天性疾病患者本身数量较少，因此占比不高。民营医疗机构中先天性疾病患者的占比更低。

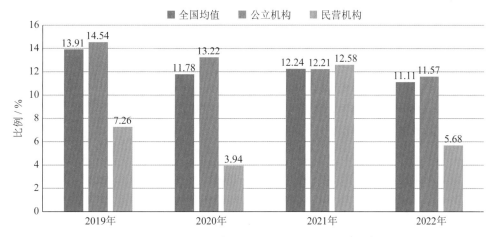

图 2-4-2　2019—2022 年国家医疗质量管理与控制信息网公立和民营整形美容专业科室收治
先天性疾病患者占比情况

图 2-4-3 显示美容性需求占比变化情况。由于填报医疗机构中公立医疗机构占大多数，因此全国均值与公立医疗机构水平基本一致。2019—2022 年整形美容科室病房收治人群中美容性需求占比均超过20%。民营医疗机构收治人群中则以美容性需求居多，更符合民营医疗机构的运作模式。

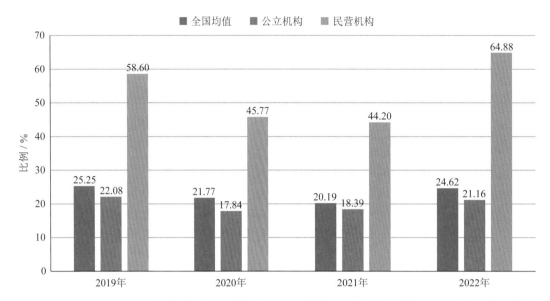

图 2-4-3　2019—2022 年国家医疗质量管理与控制信息网公立和民营整形美容专业科室收治美容性需求人群占比情况

综上所述，由于填报医疗机构数量的差异（公立医疗机构填报数量显著高于民营医疗机构），整形美容专业年科室病房收治患者疾病比例的全国均值水平与公立医疗机构病房收治患者的情况较为接近，后续仍需鼓励民营医疗机构积极配合数据填报工作，以反映相对均衡的数据结果。就目前该指标反馈的情况来看，创伤性疾病患者较为倾向于在公立性医疗机构进行就诊和治疗，而民营医疗机构更多定位于满足人民群众美容方面的医疗需求。

## 二、年科室病房Ⅰ类切口围手术期抗生素使用率

年科室病房Ⅰ类切口围手术期抗生素使用率反映病房住院手术患者中Ⅰ类手术切口患者围手术期抗生素使用的情况，该指标于 2022 年首次采用。需要注意的是，该指标对抗生素的使用进行了限定，即与手术相关的抗生素使用（包括预防性抗生素使用和治疗性抗生素使用）方可纳入统计，非手术相关的抗生素使用不纳入统计。举例说明，假体隆乳的求美者入院后发现泌尿系感染，予以抗生素治疗，该情况不纳入统计范畴。

图 2-4-4 显示 2022 年公立医疗机构和民营医疗机构住院手术患者Ⅰ类切口围手术期抗生素使用率。2022 年 NCIS 系统中公立医疗机构围手术期抗生素使用率为 13.35%，低于全国均值（16.98%），民营医疗机构围手术期抗生素使用率为 45.28%，远高于公立医疗机构和全国均值。Ⅰ类手术切口围手术期抗生素使用应遵循《抗菌药物临床应用指导原则（2020 年版）》，具有相应用药指征方可按照指导原则使用抗生素药物。由目前统计的结果来看，公立医疗机构的抗生素使用较少，全国均值亦较低，可能与填报医疗机构的主体为公立医疗机构有关；民营医疗机构近 50% 的手术患者Ⅰ类切口围手术期应用了抗生素，虽然其中包含了预防性用药和治疗性用药，但仍提示民营医疗机构抗生素使用有待规范化管理。由于本次填报的主体为公立医疗机构，全国均值更接近于公立医疗机构水平，若民营医疗机构填报比例升高，全国均值数据可能会随之上升。

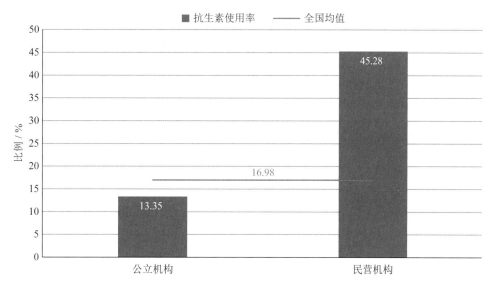

图 2-4-4　2022 年国家医疗质量管理与控制信息网公立和民营整形美容专业科室病房
Ⅰ类切口围手术期抗生素使用率

### 三、年科室病房Ⅰ类切口手术感染率

年科室病房Ⅰ类切口手术感染率反映病房住院手术患者中Ⅰ类手术切口患者手术相关的感染情况，该指标于 2022 年首次采用。需要注意的是，该指标对感染范围进行了限定，即与手术部位相关的感染方可纳入统计，非手术部位的感染不纳入统计。举例说明，进行严重瘢痕畸形矫正术的患者，术后并发肺部感染，该情况则不纳入统计范畴。

图 2-4-5 显示 2022 年公立医疗机构和民营医疗机构住院患者Ⅰ类切口手术感染情况，可见两类机构的整体感染率均不到 0.5%。国家卫生健康委员会近年的统计数据显示，全国三级公立医院手术患者Ⅰ类切口感染率为 0.1%～0.7%，整形美容专业医疗机构的Ⅰ类切口手术感染率处于该范围。

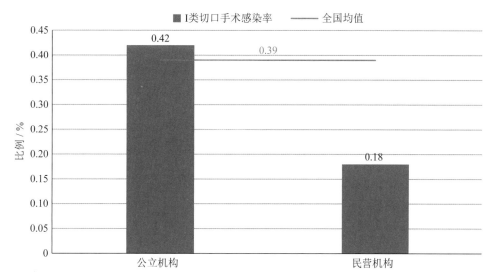

图 2-4-5　2022 年国家医疗质量管理与控制信息网公立和民营整形美容专业科室病房
Ⅰ类切口手术感染率

# 第五节 门诊相关指标数据分析

本节门诊相关指标包括年科室门诊患者治疗类型比例、年科室门诊生物材料单次注射支数≥3支的患者比例以及年科室门诊生物材料注射相关并发症接诊情况。

## 一、年科室门诊患者治疗类型比例

整形美容科门诊治疗量远高于住院治疗量，且相当比例的医疗机构仅提供门诊治疗服务，因此，对门诊相关数据的收集在近年来有所加强和细化。

2022年NCIS系统全国整形美容科门诊量为14 561 299人次，其中公立医疗机构13 256 079人次（91.04%），民营医疗机构1 305 220人次（8.96%）。就门诊总量而言，近年来该数据呈现显著升高的态势，2022年较2019年（6 940 286人次）上涨1倍有余，且公立医疗机构和民营医疗机构的门诊量均显著升高。就公立医疗机构和民营医疗机构门诊量占比而言，近年来该数据较为稳定，考虑与填报医疗机构中公立医疗机构居多有关。经地方调研，民营医疗机构门诊量同样较多，因此仍需鼓励民营医疗机构积极进行数据填报。

门诊治疗类型包括传统手术、注射操作和光电项目。年科室门诊患者治疗类型比例指标于2022年首次采用。图2-5-1显示2022年公立医疗机构和民营医疗机构科室门诊患者治疗类型比例情况。

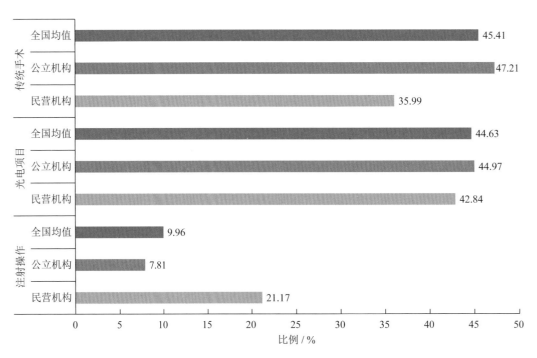

图2-5-1 2022年国家医疗质量管理与控制信息网公立和民营整形美容专业科室门诊治疗类型分布

由图2-5-1可见，公立医疗机构门诊治疗类型占比较高的为传统手术和光电项目，均达到45%左右，而注射操作的占比不足10%。公立医疗机构各治疗类型的比例与全国均值接近，可能与公立医疗机构学科建设相对完善和全面，能够提供较多的平台资源有关。民营医疗机构门诊治疗类型中占比最高的是光电项目，超过40%，其次是传统手术。虽然民营医疗机构门诊治疗类型占比最低的同样为注射操作，但其所占比例达到了20%以上，远高于全国均值和公立医疗机构水平，可能与民营医疗机构更偏重门诊相关治疗，住院治疗比例相对较低等因素有关。

## 二、年科室门诊生物材料单次注射支数≥3支的患者比例

年科室门诊生物材料单次注射支数≥3支的患者比例可用于初步评估接受注射操作的患者中单次注射支数相对较多的患者占比。本次统计对生物材料进行了限定，指的是透明质酸、肉毒毒素等非自体取材的注射材料，自体脂肪注射不纳入统计范畴。该指标于2022年首次采用。图2-5-2显示科室门诊接受生物材料注射操作的患者中单次注射支数≥3支的患者占比情况。

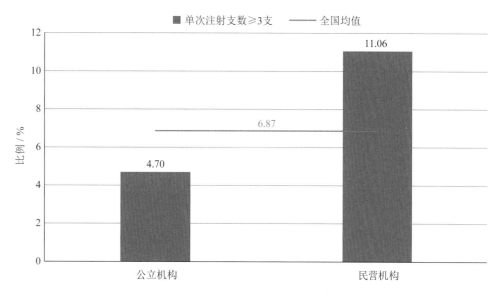

图2-5-2　2022年国家医疗质量管理与控制信息网公立和民营整形美容专业科室门诊生物材料单次注射支数≥3支的患者比例情况

从图2-5-2可以看出，公立医疗机构门诊生物材料单次注射支数≥3支的患者比例不足5%，而民营医疗机构该指标是公立医疗机构的2倍以上。注射美容并发症是广大求美者十分关注的医疗安全问题，注射剂量过大与更高的注射美容并发症发生率存在一定的相关性，因此单次注射支数的多少在一定程度上来说对求美者医疗安全具有影响。从2022年的数据来看，公立医疗机构的门诊生物材料单次注射支数较民营医疗机构更加保守，该指标的比例低于全国均值，客观反映出公立医疗机构更关注医疗安全以及与材料相关的长期并发症。

## 三、年科室门诊生物材料注射相关并发症接诊情况

"降低注射美容并发症发生率"是国家整形美容专业2022年和2023年的年度改进目标，为了更好地收集注射相关并发症发生的数据，专家委员会经讨论后设立"年科室门诊生物材料注射相关并发症接诊情况"指标。该指标于2022年首次采用，并对相关内容进行了限定和说明。该指标统计的是科室门诊接诊的生物材料注射并发症患者数量，包括所有因注射美容出现并发症而就诊的患者，无论该患者是在本医疗机构还是其他医疗机构接受的注射治疗。

2022年公立医疗机构注射相关并发症接诊人数为8422人，民营医疗机构注射相关并发症接诊人数为576人，全国共计8998人。由此可见，在注射相关并发症的患者群体中，绝大多数患者会选择前往公立医疗机构就诊。

## 第六节　专业协同指标数据分析

为进一步促进各专业国家质控中心协同工作，共同促进国家医疗安全工作，整形美容专业国家级医疗质量控制中心响应国家卫生健康委员会号召，在统计 2022 年数据时首次采用专业协同指标，协同的专业包括病案专业和麻醉专业。2022 年专业协同指标包括整形美容科电子病历系统应用占比和麻醉医师协助手术量占比。

### 一、整形美容科电子病历系统应用占比

电子病历系统是病案专业进行质控的重要途径，同时也是质控指标数据抓取较为客观的手段。经过地方调研，民营医疗机构电子病历系统的应用并不广泛，因此通过设立该指标初步摸排 2022 年电子病历在国内设有整形美容专业的医疗机构中的应用情况。

图 2-6-1 显示 2022 年公立医疗机构和民营医疗机构整形美容科电子病历系统应用情况。从图中可以看出，该指标的全国均值为 87.35%，其中公立医疗机构电子病历系统应用占比为 90.33%，民营医疗机构约 2 / 3 应用了电子病历系统，该结果较符合整形美容专业国家级医疗质量控制中心专家委员会的现场调研结果。电子病历系统对于数据的抓取及质控等医疗安全管理过程至关重要，未来整形美容专业国家级医疗质量控制中心将进一步与病案专业质控中心、各省级整形美容质控中心协同推进电子病历系统的应用。

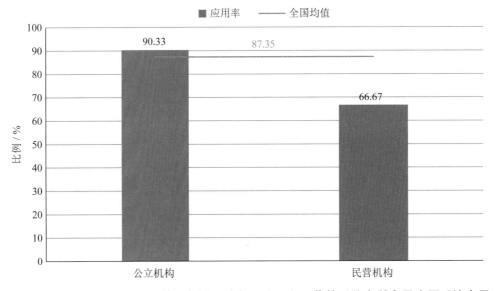

图 2-6-1　2022 年国家医疗质量管理与控制信息网公立和民营整形美容科电子病历系统应用占比

### 二、麻醉医师协助手术量占比

整形美容科治疗包括常规手术、注射操作和光电项目，治疗地点包括门诊和病房。与此同时，整形美容科治疗项目中包括多种难度大、复杂度高的手术，需麻醉医师配合的手术及治疗日益增多。近年来，整形美容专业医疗安全事件频发，其中较多案例与手术麻醉相关，因此了解麻醉医师协助手术量占比可以大体了解整形美容科对麻醉医师的需求程度。该指标为统计 2022 年数据时首次采用。

该指标以整形美容科全部治疗量为基数，包含了常规手术、注射操作和光电项目。图 2-6-2 显示 2022 年公立医疗机构和民营医疗机构整形美容科全部治疗中由麻醉医师协助的手术占比。

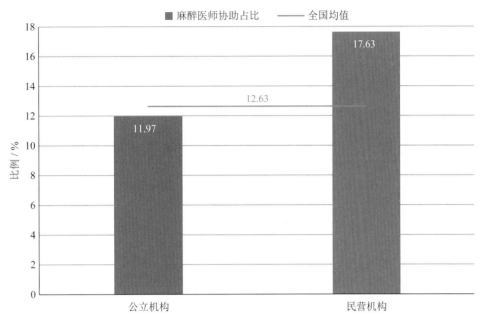

图 2-6-2　2022 年国家医疗质量管理与控制信息网公立和民营整形美容专业麻醉医师协助手术量占比

结合图 2-6-2 所示数据，公立医疗机构该指标与全国均值基本持平。公立医疗机构麻醉医师协助的手术量约占科室全部治疗量的 10% 左右，而民营医疗机构占比达 17.63%。就数据而言，民营医疗机构平均每百台手术所需要的麻醉医师数量高于公立医疗机构。因此，民营医疗机构的麻醉安全、麻醉医师准入及培训、合法合规执业等问题尤其值得关注，以便更好地保障患者 / 求美者整形美容治疗期间的麻醉安全。

## 第七节　各省级行政区质控指标数据分析

本节展示 NCIS 系统全国（不含港、澳、台地区）31 个省级行政区整形美容专业质控指标的执行情况。由于参与 NCIS 系统质控指标数据填报的医疗机构以公立医疗机构为主，各省级行政区的民营医疗机构填报数量均较少，因此不单独列举民营医疗机构数据。本节按照各省级行政区名称拼音排序进行介绍，排序不代表数据排名。

### 一、安徽省质控指标数据分析

**（一）医疗机构填报 NCIS 系统情况**

安徽省自 2018 年开始参与填报 NCIS 系统整形美容专业指标数据。2018—2022 年 5 年期间安徽省医疗机构填报 NCIS 系统情况见图 2-7-1，其中 2022 年的填报比例最高，达到 74.46%。

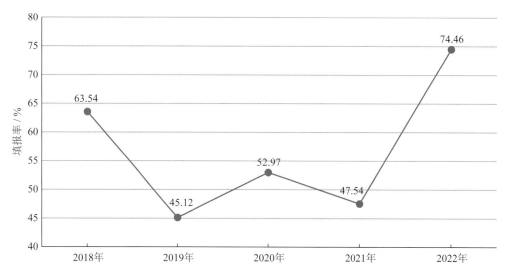

图 2-7-1    2018—2022 年安徽省医疗机构国家医疗质量管理与控制信息网填报率变化趋势

以 2022 年为例，安徽省需要进行 NCIS 系统填报的医疗机构共计 231 家，其中 172 家（74.46%）医疗机构完成了填报任务。在 172 家完成填报的医疗机构中，设有整形美容专业的医疗机构共 68 家，占比为 39.53%。图 2-7-2 显示了 2018—2022 年安徽省设有整形美容专业的医疗机构占比与全国均值的比较，可见安徽省近 5 年整形美容专业医疗机构占比均显著高于全国均值。

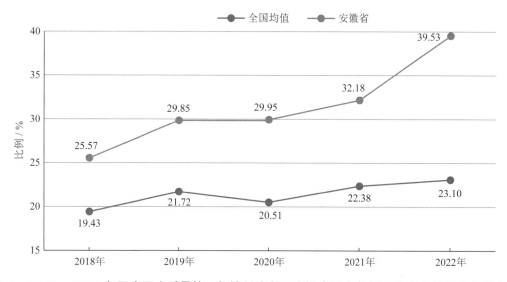

图 2-7-2    2018—2022 年国家医疗质量管理与控制信息网安徽省设有整形美容专业的医疗机构占比情况

安徽省填报 NCIS 系统的 68 家设有整形美容专业的医疗机构中，公立医疗机构 61 家，民营医疗机构 7 家；西医医疗机构 66 家，中医相关医疗机构 2 家；综合性医疗机构 67 家，专科医疗机构（整形美容专业专科医疗机构）1 家。

**（二）基本信息指标数据**

年末科室护医比涉及年末科室医师总人数、科室美容主诊医师总人数以及科室护士总人数。安徽省整形美容专业医师总人数数据共填报 5 年，其年末科室在职医师数量的逐年全国占比见图 2-7-3。2022 年，安徽省年末科室在职医师共 421 人，美容主诊医师共 218 人，在职护士共 518 人，对应的护医比 1 和护医比 2 见图 2-7-4，可见安徽省护医比高于全国均值。

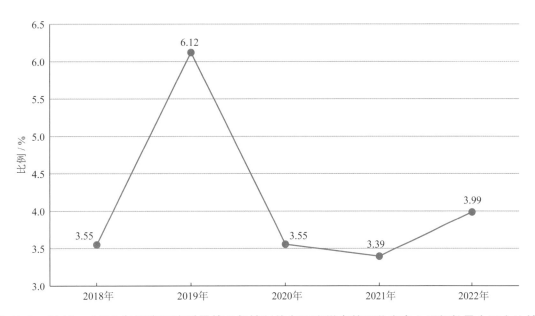

图 2-7-3　2018—2022 年国家医疗质量管理与控制信息网安徽省整形美容专业医师数量全国占比情况

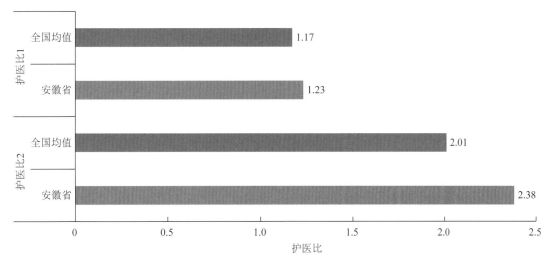

护医比 1 指护士总人数与年末科室医师总人数的比值；护医比 2 指护士总人数与年末科室美容主诊医师总人数的比值。

图 2-7-4　2022 年国家医疗质量管理与控制信息网安徽省整形美容专业护医比

2018—2022 年安徽省整形美容专业医师学位占比及与全国均值比较情况见图 2-7-5，其中学士以下学位医师占比及硕士学位医师占比与全国均值接近，学士学位医师占比高于全国均值，博士学位医师占比低于全国均值。

2018—2022 年安徽省整形美容医师专业背景占比及与全国均值比较情况见图 2-7-6，可见安徽省从事整形美容工作的医师专业背景占比与全国均值相近。

2022 年，安徽省设有整形美容专业的医疗机构开放床位数总量为 79 505 张，其中整形美容科室开放床位总量为 978 张，占比为 1.23%，略高于全国均值（1.17%）。

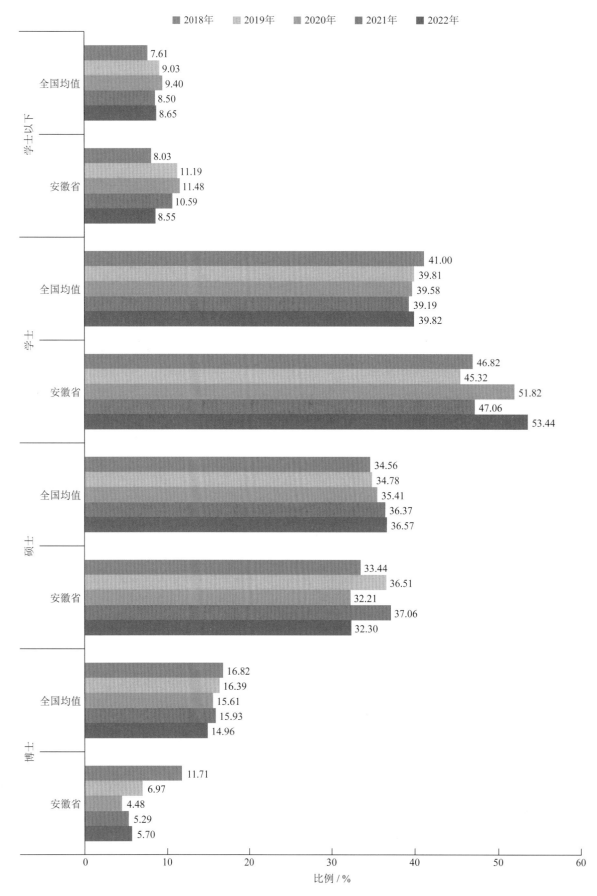

图 2-7-5　2018—2022 年国家医疗质量管理与控制信息网安徽省整形美容专业医师学位情况

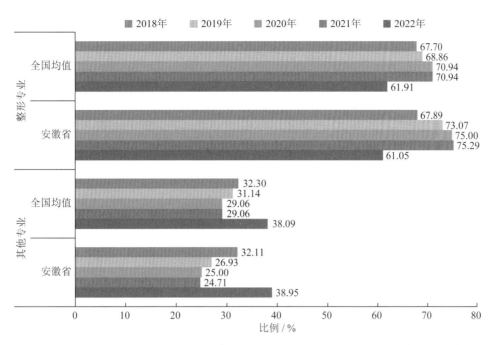

图 2-7-6    2018—2022 年国家医疗质量管理与控制信息网安徽省整形美容专业医师专业背景情况

### （三）病房相关指标数据

2022 年安徽省整形美容专业病房收治患者总数量为 14 621 人次，占全国总数量的 3.95%。2019—2022 年安徽省设有整形美容专业的医疗机构病房患者中，创伤性疾病患者占比较高，且高于全国均值，先天性疾病患者占比与全国均值相近，而美容性需求的占比明显低于全国均值（图 2-7-7）。

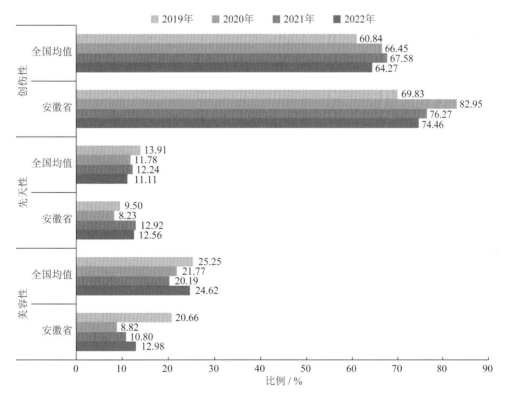

图 2-7-7    2019—2022 年国家医疗质量管理与控制信息网安徽省整形美容专业病房患者疾病类型分布

在整形美容专业医疗机构住院患者I类切口围手术期抗生素使用率方面，安徽省的数据为12.39%，低于全国均值（16.98%）。在I类切口手术感染率方面，安徽省的数据为0.96%，高于全国均值（0.39%）。

**（四）门诊相关指标数据**

在整形美容专业门诊指标数据方面，2022年安徽省整形美容专业门诊量总计459 304人次，占全国门诊量的3.15%。在门诊治疗类型方面，安徽省近70%的门诊患者接受了传统手术治疗，占比远高于全国均值，但在光电项目和注射操作方面，安徽省的数据明显低于全国均值（图2-7-8）。

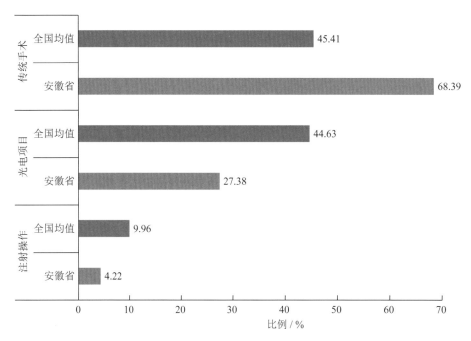

图 2-7-8　2022 年国家医疗质量管理与控制信息网安徽省整形美容专业门诊治疗患者类型分布

2022年，安徽省接受门诊生物材料注射操作的患者中，生物材料单次注射支数≥3支的患者占比为3.40%，低于全国均值（6.87%）；门诊生物材料注射相关并发症患者接诊人数为349人次，占全国总数量的3.88%。

**（五）专业协同指标数据**

在专业协同指标方面，安徽省2022年设有整形美容专业的68家医疗机构中，应用电子病历系统的医疗机构有65家，占比为95.59%，显著高于全国均值（87.35%）。麻醉医师协助手术量占比方面，安徽省9.93%的整形美容相关治疗由麻醉医师协助，略低于全国均值（12.63%）。

## 二、北京市质控指标数据分析

**（一）医疗机构填报 NCIS 系统情况**

北京市自2018年开始参与填报NCIS系统整形美容专业指标数据，2018—2022年5年期间北京市医疗机构填报NCIS系统情况见图2-7-9，其中2022年的填报比例最高，达到88.10%。

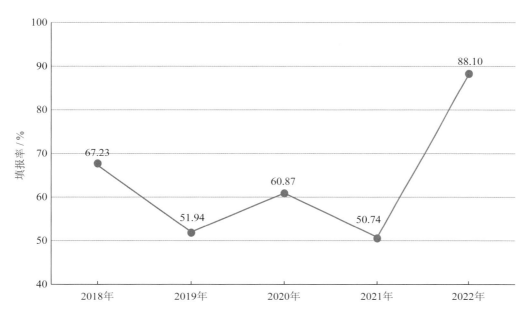

图 2-7-9　2018—2022 年北京市医疗机构国家医疗质量管理与控制信息网填报率变化趋势

以 2022 年为例，北京市需要进行 NCIS 系统填报的医疗机构共计 84 家，其中 74 家（88.10%）医疗机构完成了填报任务。在 74 家完成填报的医疗机构中，设有整形美容专业的医疗机构共计 33 家，占比为 44.59%。图 2-7-10 显示了 2018—2022 年北京市设有整形美容专业的医疗机构占比与全国均值的比较，可见北京市近 5 年整形美容专业医疗机构的占比均显著高于全国均值。

北京市填报 NCIS 系统的 33 家设有整形美容专业的医疗机构中，公立医疗机构 31 家，民营医疗机构 2 家；西医医疗机构 33 家，中医相关医疗机构 0 家；综合性医疗机构 32 家，专科医疗机构（整形美容专业专科医疗机构）1 家。

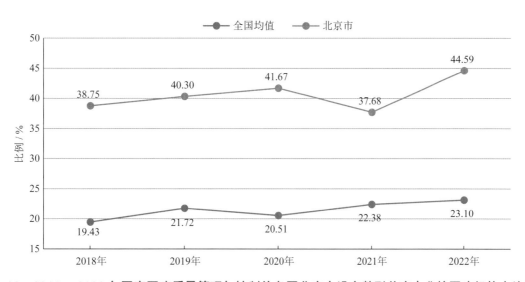

图 2-7-10　2018—2022 年国家医疗质量管理与控制信息网北京市设有整形美容专业的医疗机构占比情况

（二）基本信息指标数据

年末科室护医比涉及年末科室医师总人数、科室美容主诊医师总人数以及科室护士总人数。北京市整形美容专业医师总人数数据共填报 5 年，其年末科室在职医师数量的逐年全国占比见图 2-7-11。2022 年，北京市年末科室在职医师共 460 人，美容主诊医师共 288 人，在职护士共 507 人，对应的护医比 1 和护医比 2 见图 2-7-12，可见北京市护医比低于全国均值，护士人数相对不足。

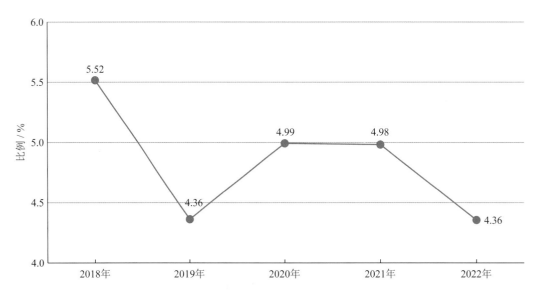

图 2-7-11　2018—2022 年国家医疗质量管理与控制信息网北京市整形美容专业医师数量全国占比情况

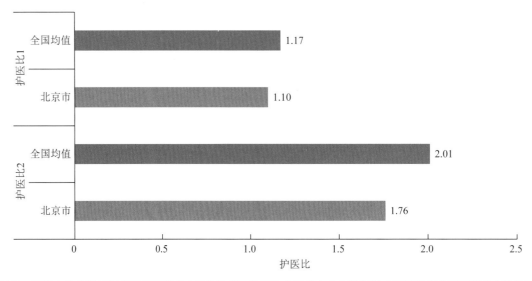

护医比 1 指护士总人数与年末科室医师总人数的比值；护医比 2 指护士总人数与年末科室美容主诊医师总人数的比值。

图 2-7-12　2022 年国家医疗质量管理与控制信息网北京市整形美容专业护医比

2018—2022 年北京市整形美容专业医师学位占比及与全国均值比较情况见图 2-7-13，其中学士以下学位占比极低，学士和硕士学位占比也显著低于全国均值，博士学位医师占比显著高于全国均值，最高达 70.17%（2019 年）。

2018—2022 年北京市整形美容医师专业背景占比及与全国均值比较情况见图 2-7-14，可见北京市从事整形美容工作的医师约 80% 为整形专业出身，占比显著高于全国均值，其他专业出身医师的占比不足 20%。

2022 年，北京市设有整形美容专业的医疗机构开放床位数总量为 32 567 张，其中整形美容科室开放床位总量为 618 张，占比为 1.90%，高于全国均值（1.17%）。

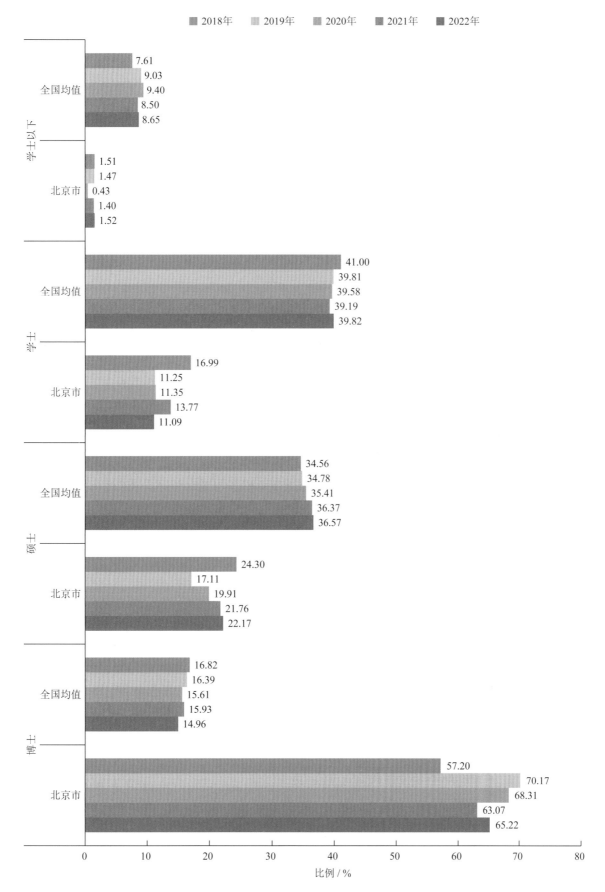

图 2-7-13　2018—2022 年国家医疗质量管理与控制信息网北京市整形美容专业医师学位情况

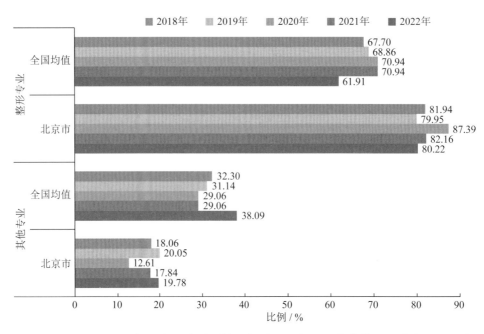

图 2-7-14　2018—2022 年国家医疗质量管理与控制信息网北京市整形美容专业医师专业背景情况

### （三）病房相关指标数据

2022 年北京市整形美容专业病房收治患者总数量为 15 406 人次，占全国总数量的 4.16%。2019—2022 年北京市设有整形美容专业的医疗机构病房患者中，不同疾病类型患者数量占比相对均衡，但 2021 年先天性疾病和美容性需求占比较前波动较大（图 2-7-15）。

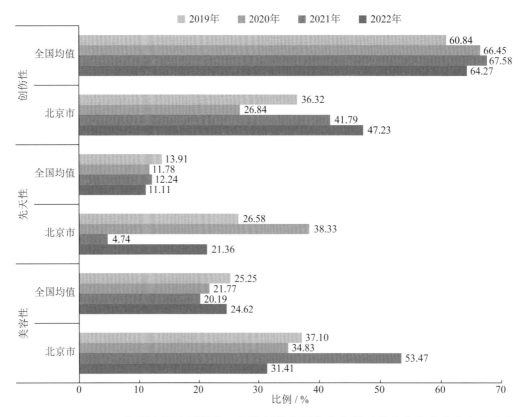

图 2-7-15　2019—2022 年国家医疗质量管理与控制信息网北京市整形美容专业病房患者疾病类型分布

在整形美容专业医疗机构住院患者 I 类切口围手术期抗生素使用率方面,北京市的数据为 14.77%,低于全国均值(16.98%);在 I 类切口手术感染率方面,北京市的数据为 0.30%,低于全国均值(0.39%)。

**(四)门诊相关指标数据**

在整形美容专业门诊指标数据方面,2022 年北京市整形美容专业门诊量总计 508 250 人次,占全国门诊量的 3.49%。在门诊治疗类型方面,北京市约 60% 的门诊患者进行了传统手术治疗,占比远高于全国均值,但在光电项目方面,北京市的数据明显低于全国均值,注射操作方面,北京市数据与全国均值接近(图 2-7-16)。

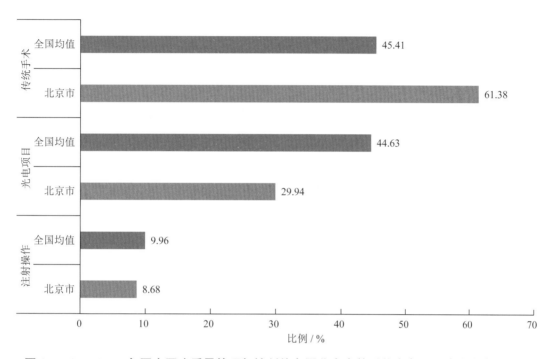

图 2-7-16 2022 年国家医疗质量管理与控制信息网北京市整形美容专业门诊治疗类型分布

2022 年,北京市接受门诊生物材料注射操作的患者中,生物材料单次注射支数≥3 支的患者占比为 2.69%,低于全国均值(6.87%);门诊生物材料注射相关并发症患者接诊人数为 57 人次,占全国总数量的 0.63%。

**(五)专业协同指标数据**

在协同指标方面,北京市 2022 年设有整形美容专业的 33 家医疗机构中,应用电子病历系统的医疗机构共计 31 家,占比为 93.94%,显著高于全国均值(87.35%)。麻醉医师协助手术量占比方面,北京市 12.73% 的整形美容相关治疗由麻醉医师协助,与全国均值相近(12.63%)。

## 三、重庆市质控指标数据分析

**(一)医疗机构填报 NCIS 系统情况**

重庆市自 2018 年开始参与填报 NCIS 系统整形美容专业指标数据,2018—2022 年 5 年期间重庆市医疗机构填报 NCIS 系统情况见图 2-7-17,其中 2022 年的填报比例最高,达到 96.00%。

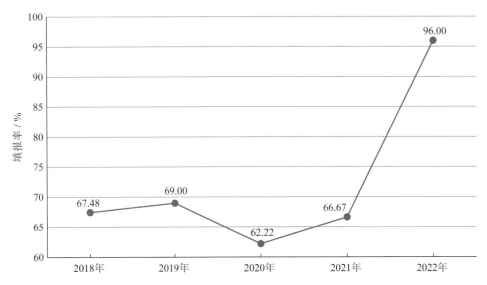

图 2-7-17 2018—2022 年重庆市医疗机构国家医疗质量管理与控制信息网填报率变化趋势

以 2022 年为例，重庆市需要进行 NCIS 系统填报的医疗机构共计 200 家，其中 192 家（96.00%）医疗机构完成了填报任务。在 192 家完成填报的医疗机构中，设有整形美容专业的医疗机构共计 51 家，占比为 26.56%。图 2-7-18 显示了 2018—2022 年重庆市设有整形美容专业的医疗机构占比与全国均值的比较，可见重庆市近 5 年整形美容专业医疗机构的占比呈现升高趋势。

重庆市填报 NCIS 系统的 51 家设有整形美容专业的医疗机构中，公立医疗机构 38 家，民营医疗机构 13 家；西医医疗机构 47 家，中医相关医疗机构 4 家；综合性医疗机构 48 家，专科医疗机构 3 家（均为整形美容专业专科医疗机构）。

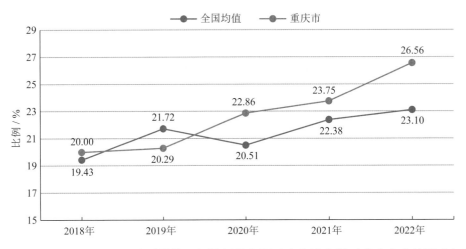

图 2-7-18 2018—2022 年国家医疗质量管理与控制信息网重庆市设有整形美容专业的医疗机构占比情况

**（二）基本信息指标数据**

年末科室护医比涉及年末科室医师总人数、科室美容主诊医师总人数以及科室护士总人数。重庆市整形美容专业医师总人数数据共填报 5 年，其年末科室在职医师数量的逐年全国占比见图 2-7-19。2022 年，重庆市年末科室在职医师共 351 人，美容主诊医师共 192 人，在职护士共 349 人，对应的护医比 1 和护医比 2 见图 2-7-20，可见重庆市护医比低于全国均值。

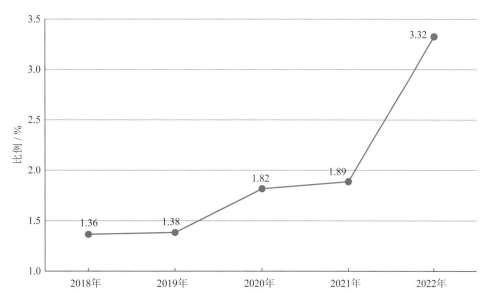

图 2-7-19　2018—2022 年国家医疗质量管理与控制信息网重庆市整形美容专业医师数量全国占比情况

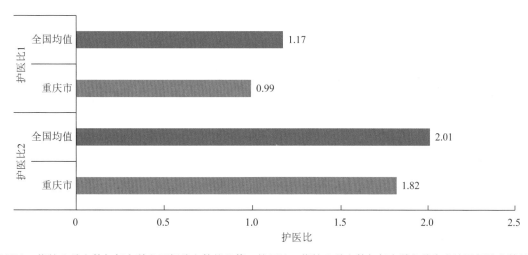

护医比 1 指护士总人数与年末科室医师总人数的比值；护医比 2 指护士总人数与年末科室美容主诊医师总人数的比值。

图 2-7-20　2022 年国家医疗质量管理与控制信息网重庆市整形美容专业护医比

2018—2022 年重庆市整形美容专业医师学位占比及与全国均值比较情况见图 2-7-21，重庆市整形美容专业医师学位占比在不同年份波动较大，但整体以学士学位占比最高，其次是硕士学位。

2018—2022 年重庆市整形美容医师专业背景占比及与全国均值比较情况见图 2-7-22，可见重庆市从事整形美容工作的医师专业背景占比近年来变化较大，但整体以整形专业出身医师居多。

2022 年，重庆市设有整形美容专业的医疗机构开放床位数总量为 38 154 张，其中整形美容科室开放床位总量为 603 张，占比为 1.58%，高于全国均值（1.17%）。

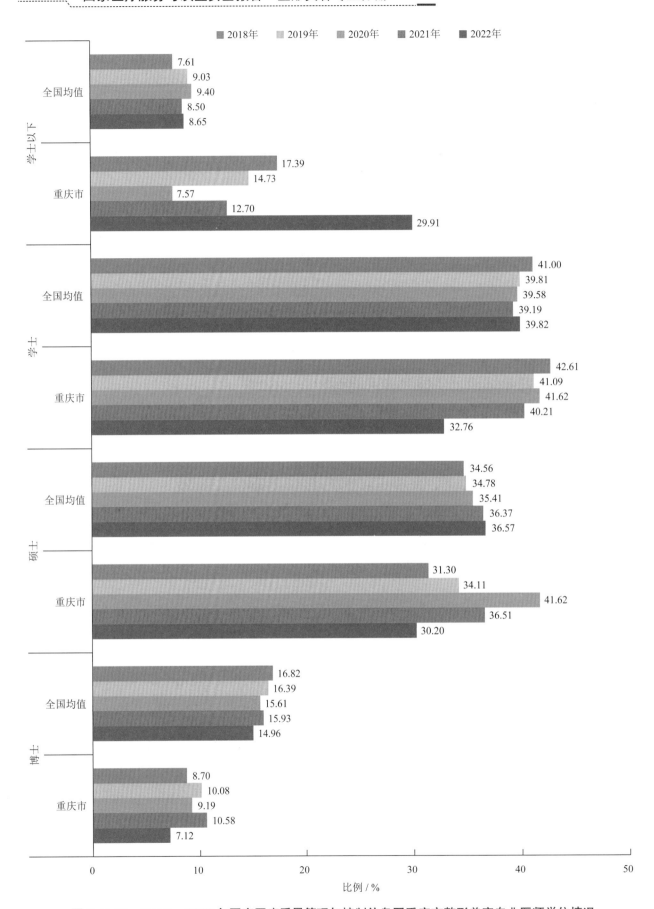

图 2-7-21　2018—2022年国家医疗质量管理与控制信息网重庆市整形美容专业医师学位情况

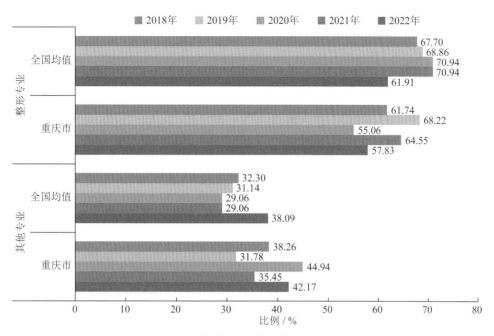

图 2-7-22 2018—2022 年国家医疗质量管理与控制信息网重庆市整形美容专业医师专业背景情况

### （三）病房相关指标数据

2022 年重庆市整形美容专业病房收治患者总数量为 8788 人次，占全国总数量的 2.37%。2019—2022 年重庆市设有整形美容专业的医疗机构病房患者中，不同疾病类型患者占比波动较大，但整体以创伤性疾病患者占比较高，先天性疾病患者占比低于全国均值（图 2-7-23）。

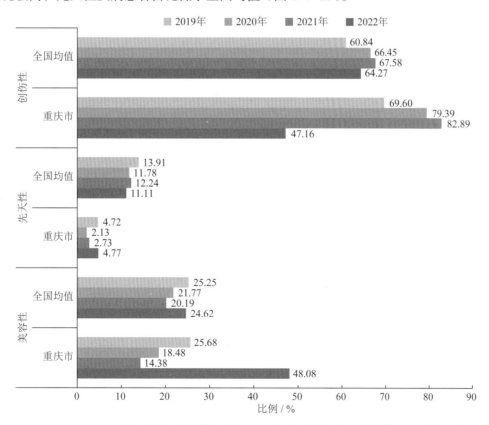

图 2-7-23 2019—2022 年国家医疗质量管理与控制信息网重庆市整形美容专业病房患者疾病类型分布

在整形美容专业医疗机构住院患者 I 类切口围手术期抗生素使用率方面，重庆市的数据为 34.69%，高于全国均值（16.98%）；在 I 类切口手术感染率方面，重庆市的数据为 0.35%，略低于全国均值（0.39%）。

**（四）门诊相关指标数据**

在整形美容专业门诊指标数据方面，2022 年重庆市整形美容专业门诊量总计 427 104 人次，占全国门诊量的 2.93%。在门诊治疗类型方面，重庆市门诊治疗以传统手术占比最高，且高于全国均值，光电项目和注射操作占比低于全国均值（图 2-7-24）。

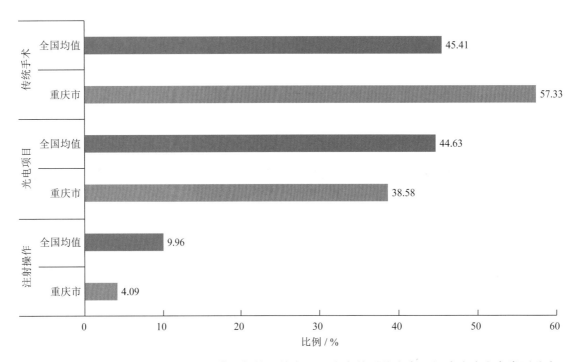

图 2-7-24　2022 年国家医疗质量管理与控制信息网重庆市整形美容专业门诊治疗患者类型分布

2022 年重庆市接受门诊生物材料注射操作的患者中，生物材料单次注射支数 ≥3 支的患者占比为 14.48%，高于全国均值（6.87%）；门诊生物材料注射相关并发症患者接诊人数为 88 人，占全国总数量的 0.98%。

**（五）专业协同指标数据**

在协同指标方面，重庆市 2022 年设有整形美容专业的 51 家医疗机构中，应用电子病历系统的医疗机构共计 42 家，占比为 82.35%，低于全国均值（87.35%）。麻醉医师协助手术量占比方面，重庆市 23.56% 的整形美容相关治疗由麻醉医师协助，高于全国均值（12.63%）。

**四、福建省质控指标数据分析**

**（一）医疗机构填报 NCIS 系统情况**

福建省自 2018 年开始参与填报 NCIS 系统整形美容专业指标数据。2018—2022 年 5 年期间福建省医疗机构填报 NCIS 系统情况见图 2-7-25，其中 2022 年的填报比例最高，达到 80.95%。

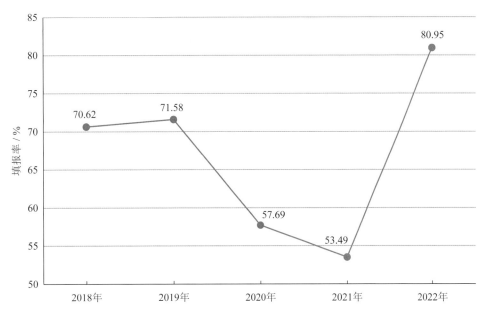

图 2-7-25　2018—2022 年福建省医疗机构国家医疗质量管理与控制信息网填报率变化趋势

以 2022 年为例，福建省需要进行 NCIS 系统填报的医疗机构共计 189 家，其中 153 家（80.95%）医疗机构完成了填报任务。在 153 家完成填报的医疗机构中，设有整形美容专业的医疗机构共计 39 家，占比为 25.49%。图 2-7-26 显示了 2018—2022 年福建省设有整形美容专业的医疗机构占比与全国均值的比较，可见除 2019 年外，福建省近 5 年整形美容专业医疗机构的占比均高于全国均值。

福建省填报 NCIS 系统的 39 家设有整形美容专业的医疗机构中，公立医疗机构 34 家，民营医疗机构 5 家；西医医疗机构 36 家，中医相关医疗机构 3 家；综合性医疗机构 38 家，专科医疗机构 1 家（为非整形美容专业专科医疗机构）。

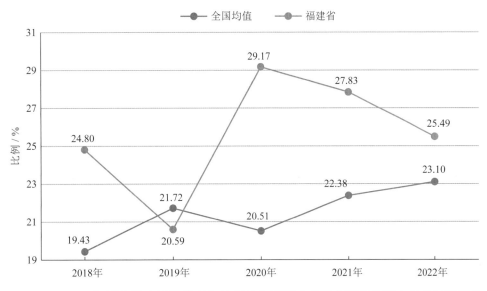

图 2-7-26　2018—2022 年国家医疗质量管理与控制信息网福建省设有整形美容专业的医疗机构占比情况

（二）基本信息指标数据

年末科室护医比涉及年末科室医师总人数、科室美容主诊医师总人数以及科室护士总人数。福建省整形美容专业医师总人数数据共填报 5 年，其年末科室在职医师数量的逐年全国占比见图 2-7-27。2022年，福建省年末科室在职医师共 258 人，美容主诊医师共 152 人，在职护士共 280 人，对应的护医比 1 和护医比 2 见图 2-7-28，可见福建省护医比低于全国均值，护士人数相对不足。

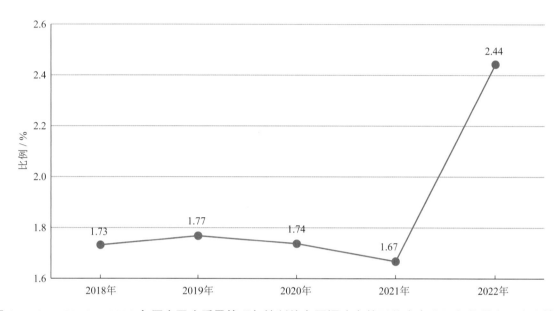

图 2-7-27　2018—2022 年国家医疗质量管理与控制信息网福建省整形美容专业医师数量全国占比情况

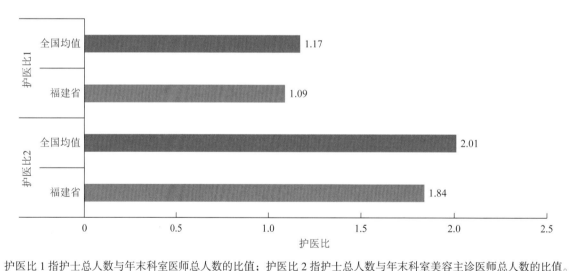

护医比 1 指护士总人数与年末科室医师总人数的比值；护医比 2 指护士总人数与年末科室美容主诊医师总人数的比值。

图 2-7-28　2022 年国家医疗质量管理与控制信息网福建省整形美容专业护医比

2018—2022 年福建省整形美容专业医师学位占比及与全国均值比较情况见图 2-7-29，其中学士以下学位医师占比最低，学士和硕士学位医师占比较高，且以学士学位医师的占比相对更高，博士学位医师占比低于全国均值。

2018—2022 年福建省整形美容医师专业背景占比及与全国均值比较情况见图 2-7-30，可见福建省从事整形美容工作的医师约 70% 为整形专业出身，与全国均值相近。

2022 年，福建省设有整形美容专业的医疗机构开放床位数总量为 42 749 张，其中整形美容科室开放床位总量为 533 张，占比为 1.25%，略高于全国均值（1.17%）。

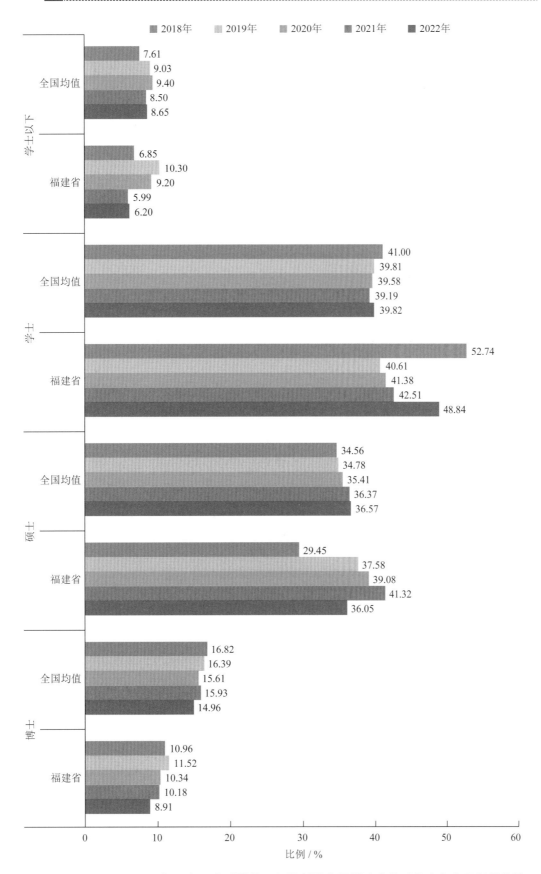

图 2-7-29　2018—2022 年国家医疗质量管理与控制信息网福建省整形美容专业医师学位情况

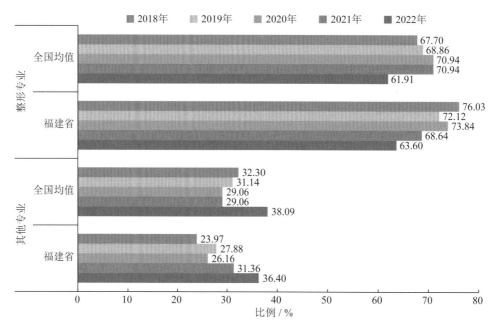

图 2-7-30 2018—2022 年国家医疗质量管理与控制信息网福建省整形美容专业医师专业背景情况

### （三）病房相关指标数据

2022 年福建省整形美容专业病房收治患者总数量为 11 342 人次，占全国总量的 3.06%。2019—2022 年福建省设有整形美容专业的医疗机构病房患者中，除先天性疾病患者外，创伤性疾病和美容性需求的占比均有不同程度的波动，且波动范围相对较大（图 2-7-31）。

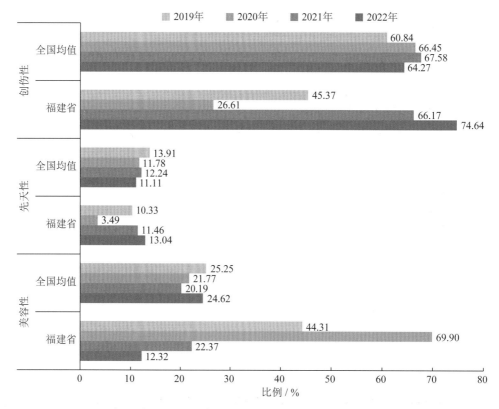

图 2-7-31 2019—2022 年国家医疗质量管理与控制信息网福建省整形美容专业病房患者疾病类型分布

在整形美容专业医疗机构住院患者 I 类切口围手术期抗生素使用率方面，福建省的数据为 13.59%，低于全国均值（16.98%）；在 I 类切口手术感染率方面，福建省的数据为 0.58%，高于全国均值（0.39%）。

**（四）门诊相关指标数据**

在整形美容专业门诊指标数据方面，2022 年福建省整形美容专业门诊量总计为 379 305 人次，占全国门诊量的 2.60%。在门诊治疗类型方面，福建省 56.22% 的门诊患者进行了传统手术治疗，该比例远高于全国均值，在光电项目和注射操作的占比上，福建省的数据相对低于全国均值（图 2-7-32）。

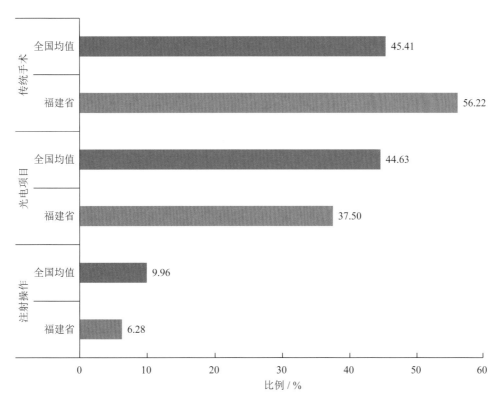

图 2-7-32　2022 年国家医疗质量管理与控制信息网福建省整形美容专业门诊治疗类型分布

2022 年，福建省接受门诊生物材料注射操作的患者中，生物材料单次注射支数≥3 支的患者占比为 4.51%，低于全国均值（6.87%）；门诊生物材料注射相关并发症患者接诊人数为 169 人，占全国总数量的 1.88%。

**（五）专业协同指标数据**

在协同指标方面，福建省 2022 年设有整形美容专业的 39 家医疗机构中，应用电子病历系统的医疗机构共计 33 家，占比为 84.62%，低于全国均值（87.35%）。麻醉医师协助手术量占比方面，福建省 9.36% 的整形美容相关治疗由麻醉医师协助，低于全国均值（12.63%）。

## 五、甘肃省质控指标数据分析

**（一）医疗机构填报 NCIS 系统情况**

甘肃省自 2018 年开始参与填报 NCIS 系统整形美容专业指标数据。2018—2022 年 5 年期间甘肃省医疗机构填报 NCIS 系统情况见图 2-7-33，其中 2022 年的填报比例最高，达到 81.48%。

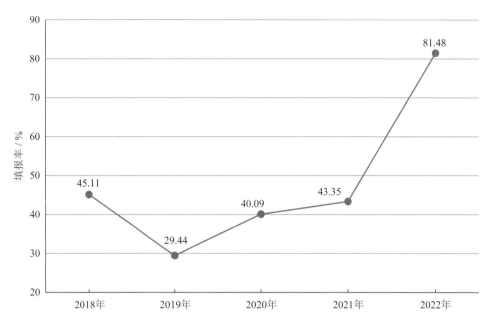

图 2-7-33　2018—2022 年甘肃省医疗机构国家医疗质量管理与控制信息网填报率变化趋势

以 2022 年为例，甘肃省需要进行 NCIS 系统填报的医疗机构共计 162 家，其中 132 家（81.48%）医疗机构完成了填报任务。在 132 家完成填报的医疗机构中，设有整形美容专业的医疗机构共计 19 家，占比为 14.39%。图 2-7-34 显示了 2018—2022 年甘肃省设有整形美容专业的医疗机构占比与全国均值的比较，可见甘肃省近 5 年整形美容专业医疗机构的占比均低于全国均值。

甘肃省填报 NCIS 系统的 19 家设有整形美容专业的医疗机构中，公立医疗机构 17 家，民营医疗机构 2 家；西医医疗机构 18 家，中医相关医疗机构 1 家；综合性医疗机构 19 家，专科医疗机构 0 家。

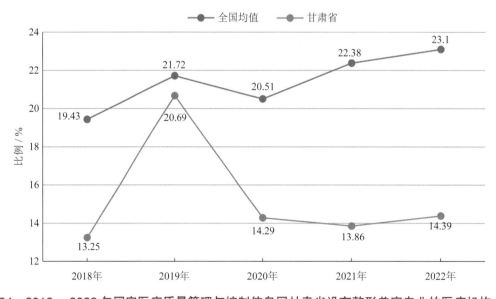

图 2-7-34　2018—2022 年国家医疗质量管理与控制信息网甘肃省设有整形美容专业的医疗机构占比情况

**（二）基本信息指标数据**

年末科室护医比涉及年末科室医师总人数、科室美容主诊医师总人数以及科室护士总人数。甘肃省整形美容专业医师总人数数据共填报 5 年，其年末科室在职医师数量的逐年全国占比见图 2-7-35。2022年，甘肃省年末科室在职医师共 126 人，美容主诊医师共 71 人，在职护士共 173 人，对应的护医比 1 和护医比 2 见图 2-7-36，可见甘肃省护医比水平高于全国均值。

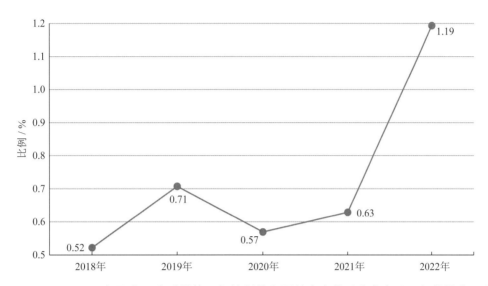

图 2-7-35　2018—2022 年国家医疗质量管理与控制信息网甘肃省整形美容专业医师数量全国占比情况

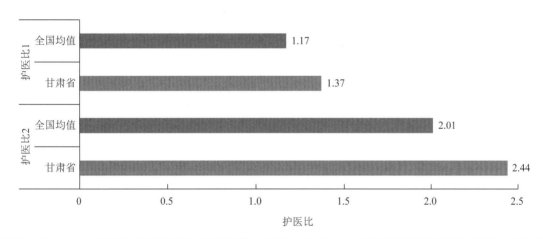

护医比 1 指护士总人数与年末科室医师总人数的比值；护医比 2 指护士总人数与年末科室美容主诊医师总人数的比值。

图 2-7-36　2022 年国家医疗质量管理与控制信息网甘肃省整形美容专业护医比

2018—2022 年甘肃省整形美容专业医师学位占比及与全国均值的比较情况见图 2-7-37，其中学士学位和硕士学位医师的占比最高，其次是学士以下学位，而博士学位医师占比最低。

2018—2022 年甘肃省整形美容医师专业背景占比及与全国均值比较情况见图 2-7-38，可见甘肃省从事整形美容工作的医师专业背景占比在 2018—2021 年期间相对稳定，但在 2022 年发生了较为明显的变化，其他专业背景的医师占比显著升高。

2022 年，甘肃省设有整形美容专业的医疗机构开放床位数总量为 19 248 张，其中整形美容科室开放床位总量为 304 张，占比为 1.58%，略高于全国均值（1.17%）。

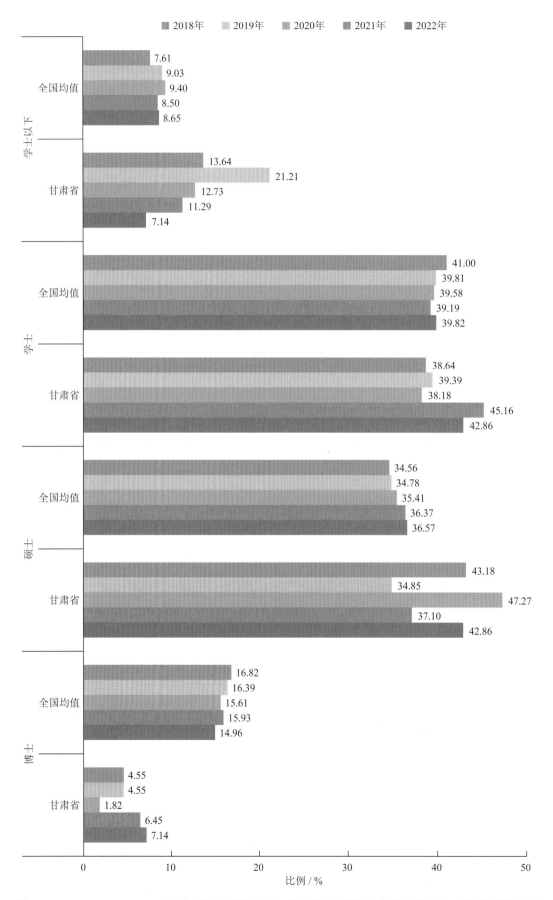

图 2-7-37　2018—2022 年国家医疗质量管理与控制信息网甘肃省整形美容专业医师学位情况

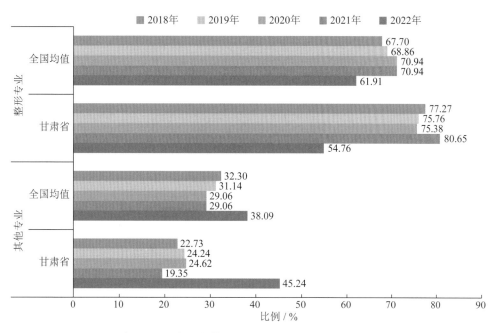

图 2-7-38　2018—2022 年国家医疗质量管理与控制信息网甘肃省整形美容专业医师专业背景情况

### （三）病房相关指标数据

2022 年甘肃省整形美容专业病房收治患者总数量为 4172 人次，占全国总数量的 1.13%。2019—2021 年甘肃省设有整形美容专业的医疗机构病房患者中，创伤性疾病患者占比较高，先天性疾病患者占比高于全国均值，美容性需求占比低于全国均值；2022 年数据较前波动较大，美容性需求占比显著升高（图 2-7-39）。

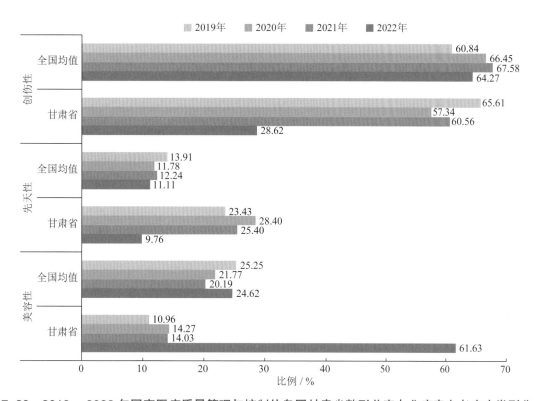

图 2-7-39　2019—2022 年国家医疗质量管理与控制信息网甘肃省整形美容专业病房患者疾病类型分布

在整形美容专业医疗机构住院患者Ⅰ类切口围手术期抗生素使用率方面,甘肃省的数据为7.96%,显著低于全国均值(16.98%);在Ⅰ类切口手术感染率方面,甘肃省的数据为1.76%,高于全国均值(0.39%)。

**(四)门诊相关指标数据**

在整形美容专业门诊指标数据方面,2022年甘肃省整形美容专业门诊量总计166 001人次,占全国门诊量的1.14%。在门诊治疗类型方面,甘肃省近60%的门诊患者进行了光电项目治疗,该比例远高于全国均值,而在传统手术和注射操作的占比方面,甘肃省的数据明显低于全国均值(图2-7-40)。

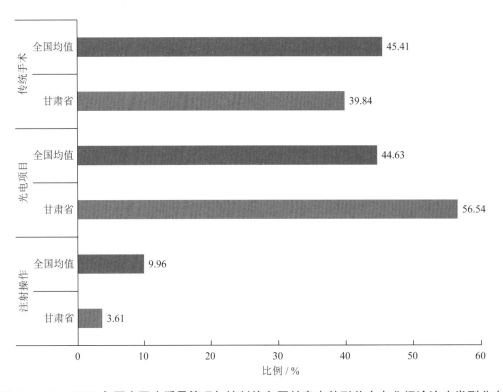

图2-7-40    2022年国家医疗质量管理与控制信息网甘肃省整形美容专业门诊治疗类型分布

2022年,甘肃省接受门诊生物材料注射操作的患者中,生物材料单次注射支数≥3支的患者占比为5.50%,低于全国均值(6.87%);门诊生物材料注射相关并发症患者接诊人数为45人,占全国总数量的0.50%。

**(五)专业协同指标数据**

在协同指标方面,甘肃省2022年设有整形美容专业的19家医疗机构中,应用电子病历系统的医疗机构共计16家,占比为84.21%,低于全国均值(87.35%)。麻醉医师协助手术量占比方面,甘肃省18.96%的整形美容相关治疗由麻醉医师协助,高于全国均值(12.63%)。

## 六、广东省质控指标数据分析

**(一)医疗机构填报NCIS系统情况**

广东省自2018年开始参与填报NCIS系统整形美容专业指标数据。2018—2022年5年期间广东省医疗机构填报NCIS系统情况见图2-7-41,其中2018年的填报比例最高,达到83.30%,其次是2022年,填报比例为81.93%。

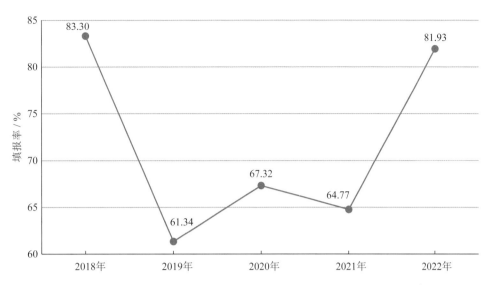

图 2-7-41　2018—2022 年广东省医疗机构国家医疗质量管理与控制信息网填报率变化趋势

以 2022 年为例，广东省需要进行 NCIS 系统填报的医疗机构共计 509 家，其中 417 家（81.93%）医疗机构完成了填报任务。在 417 家完成填报的医疗机构中，设有整形美容专业的医疗机构共计 131 家，占比为 31.41%。图 2-7-42 显示了 2018—2022 年广东省设有整形美容专业的医疗机构占比与全国均值的比较，可见广东省近 5 年整形美容专业医疗机构的占比均高于全国均值。

广东省填报 NCIS 系统的 131 家设有整形美容专业的医疗机构中，公立医疗机构 111 家，民营医疗机构 20 家；西医医疗机构 124 家，中医相关医疗机构 7 家；综合性医疗机构 124 家，专科医疗机构 7 家（5 家为整形美容专业专科医疗机构，2 家为非整形美容专业专科医疗机构）。

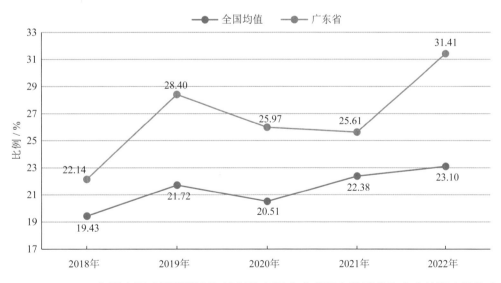

图 2-7-42　2018—2022 年国家医疗质量管理与控制信息网广东省设有整形美容专业的医疗机构占比情况

**（二）基本信息指标数据**

年末科室护医比涉及年末科室医师总人数、科室美容主诊医师总人数以及科室护士总人数。广东省整形美容专业医师总人数数据共填报 5 年，其年末科室在职医师数量的逐年全国占比见图 2-7-43。2022 年，广东省年末科室在职医师共 1169 人，美容主诊医师共 666 人，在职护士共 1588 人，对应的护医比 1 和护医比 2 见图 2-7-44，可见广东省护医比高于全国均值。

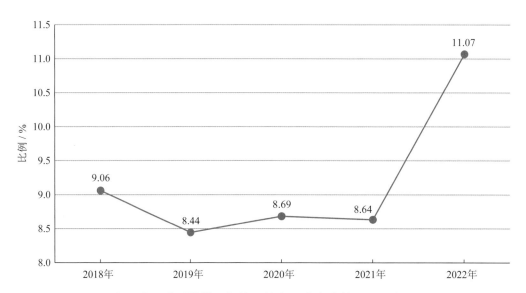

图 2-7-43　2018—2022 年国家医疗质量管理与控制信息网广东省整形美容专业医师数量全国占比情况

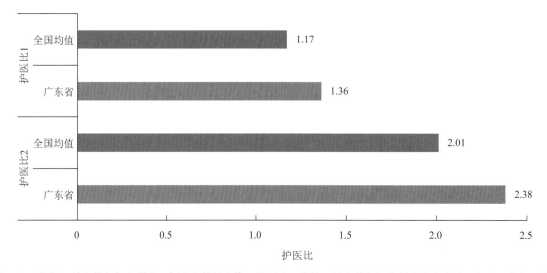

护医比 1 指护士总人数与年末科室医师总人数的比值；护医比 2 指护士总人数与年末科室美容主诊医师总人数的比值。

图 2-7-44　2022 年国家医疗质量管理与控制信息网广东省整形美容专业护医比

　　2018—2022 年广东省整形美容专业医师学位占比及与全国均值比较情况见图 2-7-45，广东省不同学位的医师占比与全国均值基本一致，其中学士学位和硕士学位医师的占比最高。

　　2018—2022 年广东省整形美容医师专业背景占比及与全国均值比较情况见图 2-7-46，可见广东省从事整形美容工作的医师专业背景占比与全国均值相近。

　　2022 年，广东省设有整形美容专业的医疗机构开放床位数总量为 143 356 张，其中整形美容科室开放床位总量为 2369 张，占比为 1.65%，高于全国均值（1.17%）。

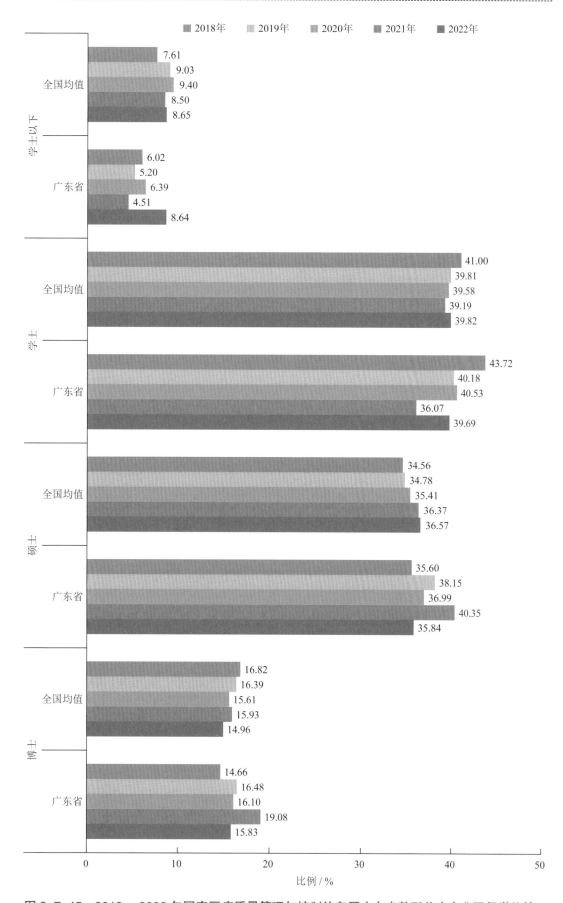

图 2-7-45　2018—2022 年国家医疗质量管理与控制信息网广东省整形美容专业医师学位情况

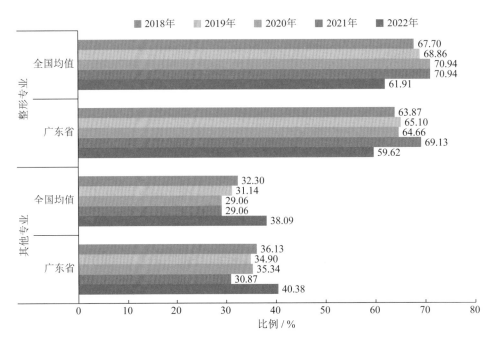

图 2-7-46　2018—2022 年国家医疗质量管理与控制信息网广东省整形美容专业医师专业背景情况

**（三）病房相关指标数据**

2022 年广东省整形美容专业病房收治患者总数量为 61 116 人次，占全国总数量的 16.52%。2019—2022 年广东省设有整形美容专业的医疗机构病房患者中，创伤性疾病患者占比较高，超过全国均值，先天性疾病患者占比与全国均值相近，美容性需求占比多低于全国均值，但在 2022 年出现显著升高，与全国均值接近（图 2-7-47）。

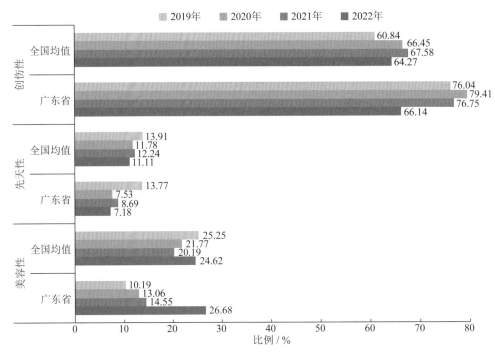

图 2-7-47　2019—2022 年国家医疗质量管理与控制信息网广东省整形美容专业病房患者疾病类型分布

在整形美容专业医疗机构住院患者 I 类切口围手术期抗生素使用率方面，广东省的数据为 19.52%，高于全国均值（16.98%）；在 I 类切口手术感染率方面，广东省的数据为 0.25%，低于全国均值（0.39%）。

**（四）门诊相关指标数据**

在整形美容专业门诊指标数据方面，2022 年广东省整形美容专业门诊量总计 2 228 386 人次，占全国门诊量的 15.30%。在门诊治疗类型方面，光电项目治疗约占半数，其次是传统手术和注射操作，与全国均值相比，光电项目和注射操作的占比均更高（图 2-7-48）。

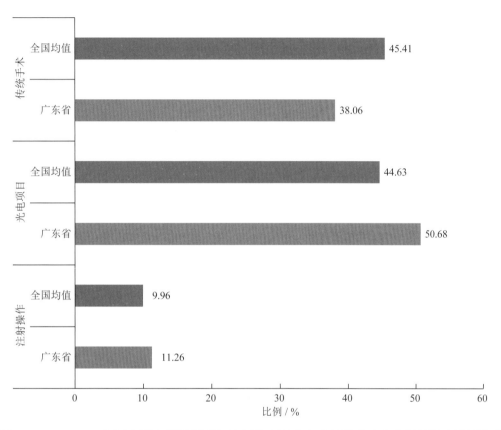

图 2-7-48　2022 年国家医疗质量管理与控制信息网广东省整形美容专业门诊治疗类型分布

2022 年，广东省接受门诊生物材料注射操作的患者中，单次注射支数≥3 支的患者占比为 8.25%，高于全国均值（6.87%）；门诊生物材料注射相关并发症患者接诊人数为 630 例，占全国总数的 7.00%。

**（五）专业协同指标数据**

在协同指标方面，广东省 2022 年设有整形美容专业的 131 家医疗机构中，应用电子病历系统的医疗机构共 122 家，占比为 93.13%，显著高于全国均值（87.35%）。麻醉医师协助手术量占比方面，广东省 17.97% 的整形美容相关治疗由麻醉医师协助，高于全国均值（12.63%）。

## 七、广西壮族自治区质控指标数据分析

### （一）医疗机构填报 NCIS 系统情况

广西壮族自治区自 2018 年开始参与填报 NCIS 系统整形美容专业指标数据。2018—2022 年 5 年期间广西壮族自治区医疗机构填报 NCIS 系统情况见图 2-7-49，其中 2022 年的填报比例最高，达到 90.68%。

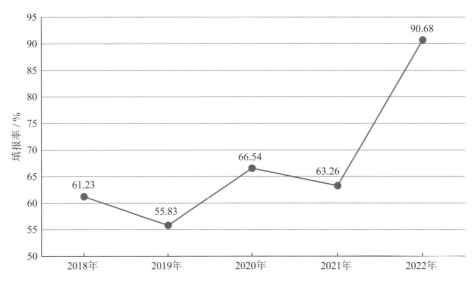

**图 2-7-49** 2018—2022 年广西壮族自治区医疗机构国家医疗质量管理与控制信息网填报率变化趋势

以 2022 年为例，广西壮族自治区需要进行 NCIS 系统填报的医疗机构共计 236 家，其中 214 家（90.68%）医疗机构完成了填报任务。在 214 家完成填报的医疗机构中，设有整形美容专业的医疗机构共计 39 家，占比为 18.22%。图 2-7-50 显示了 2018—2022 年广西壮族自治区设有整形美容专业的医疗机构占比与全国均值的比较，可见广西壮族自治区近 5 年整形美容专业医疗机构的占比在 20% 左右，与全国均值相近。

广西壮族自治区填报 NCIS 系统的 39 家设有整形美容专业的医疗机构中，公立医疗机构 38 家，民营医疗机构 1 家；西医医疗机构 37 家，中医相关医疗机构 2 家；综合性医疗机构 39 家，专科医疗机构 0 家。

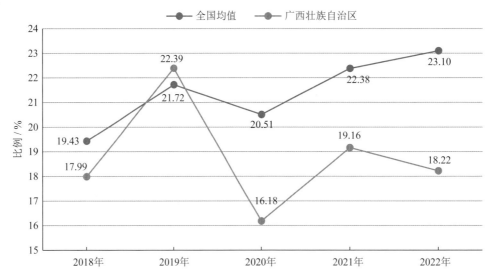

**图 2-7-50** 2018—2022 年国家医疗质量管理与控制信息网广西壮族自治区设有整形美容专业的
医疗机构占比情况

**（二）基本信息指标数据**

年末科室护医比涉及年末科室医师总人数、科室美容主诊医师总人数以及科室护士总人数。广西壮族自治区整形美容专业医师总人数数据共填报 5 年，其年末科室在职医师数量的逐年全国占比见图 2-7-51。

2022 年，广西壮族自治区年末科室在职医师共 329 人，美容主诊医师共 190 人，在职护士共 534 人，对应的护医比 1 和护医比 2 见图 2-7-52，可见广西壮族自治区护医比显著高于全国均值。

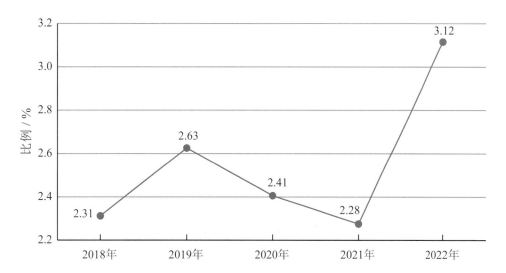

图 2-7-51   2018—2022 年国家医疗质量管理与控制信息网广西壮族自治区整形美容专业医师数量全国占比情况

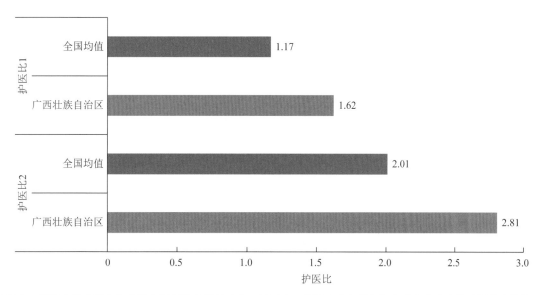

护医比 1 指护士总人数与年末科室医师总人数的比值；护医比 2 指护士总人数与年末科室美容主诊医师总人数的比值。

图 2-7-52   2022 年国家医疗质量管理与控制信息网广西壮族自治区整形美容专业护医比

2018—2022 年广西壮族自治区整形美容专业医师学位占比及与全国均值比较情况见图 2-7-53，其中学士学位医师居多，其次是硕士学位医师，学士以下学位医师最少，且其占比显著低于全国均值。

2018—2022 年广西壮族自治区整形美容科医师专业背景占比及与全国均值比较情况见图 2-7-54，2022 年广西壮族自治区从事整形美容工作的医师中，整形专业背景医师的占比首次低于其他专业背景的医师，且除 2020 年外，2018—2022 年其他年份其他专业背景医师的占比均高于全国均值。

2022 年，广西壮族自治区设有整形美容专业的医疗机构开放床位数总量为 51 950 张，其中整形美容科室开放床位总量为 845 张，占比为 1.63%，高于全国均值（1.17%）。

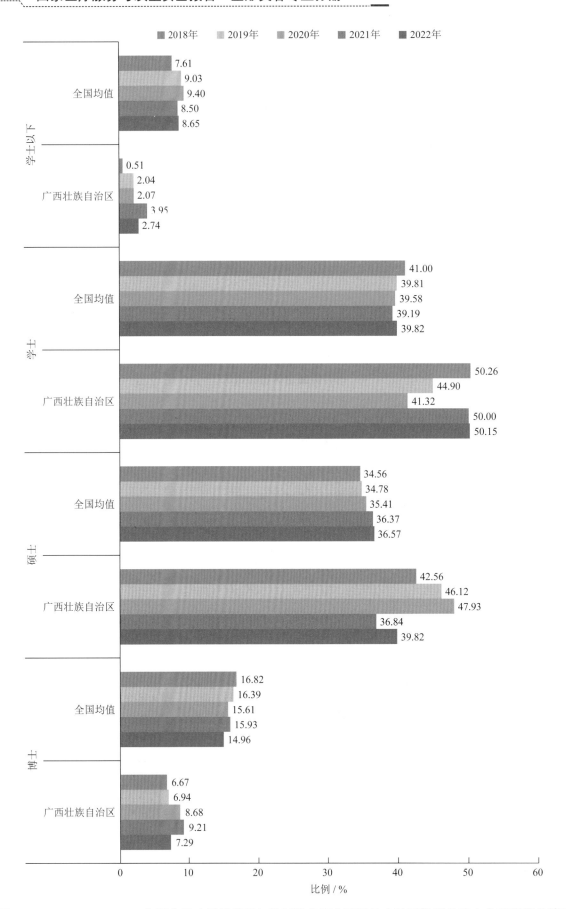

图 2-7-53　2018—2022 年国家医疗质量管理与控制信息网广西壮族自治区整形美容专业医师学位情况

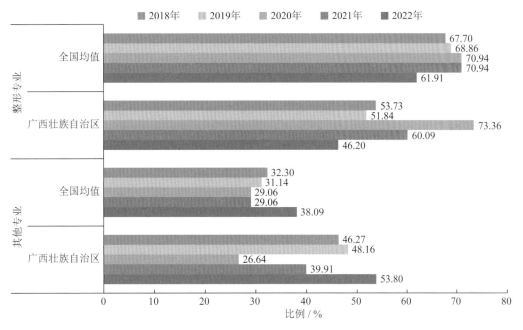

图 2-7-54　2018—2022 年国家医疗质量管理与控制信息网广西壮族自治区整形美容专业医师专业背景情况

### （三）病房相关指标数据

2022 年广西壮族自治区整形美容专业病房收治患者总数量为 13 929 人次，占全国总数量的 3.76%。2019—2022 年广西壮族自治区设有整形美容专业的医疗机构病房患者中，创伤性疾病患者占比较高，高于全国均值，先天性疾病患者占比与全国均值相近，而美容性需求的占比明显低于全国均值（图 2-7-55）。

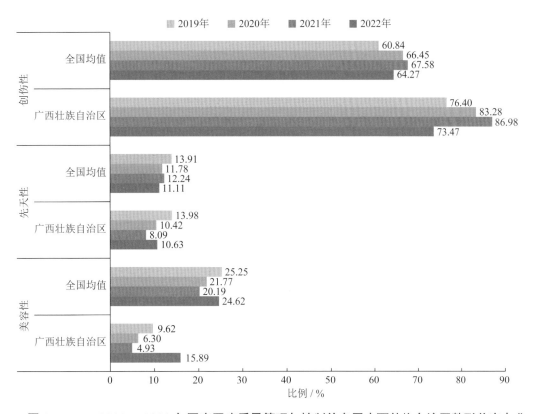

图 2-7-55　2019—2022 年国家医疗质量管理与控制信息网广西壮族自治区整形美容专业
病房患者疾病类型分布

在整形美容专业医疗机构住院患者 I 类切口围手术期抗生素使用率方面，广西壮族自治区的数据为 7.78%，低于全国均值（16.98%）；在 I 类切口手术感染率方面，广西壮族自治区的数据为 0.13%，低于全国均值（0.39%）。

**（四）门诊相关指标数据**

在整形美容专业门诊指标数据方面，2022 年广西壮族自治区整形美容专业门诊量总计 477 693 人次，占全国门诊量的 3.28%。在门诊治疗类型方面，广西壮族自治区近 50% 的门诊患者进行光电项目治疗，其占比最高，其次是传统手术，而注射操作的占比相对较低，且低于全国均值（图 2-7-56）。

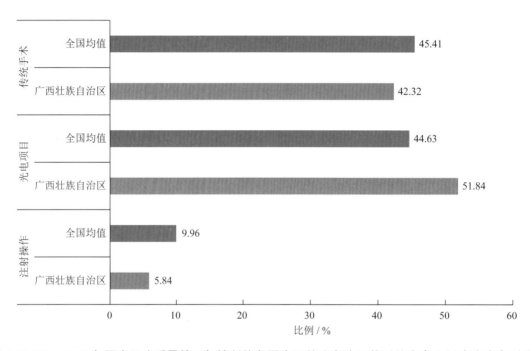

图 2-7-56　2022 年国家医疗质量管理与控制信息网广西壮族自治区整形美容专业门诊治疗类型分布

2022 年，广西壮族自治区接受门诊生物材料注射操作的患者中，生物材料单次注射支数≥3 支的患者占比为 2.84%，低于全国均值（6.87%）；门诊生物材料注射相关并发症患者接诊人数为 294 例，占全国总数的 3.27%。

**（五）专业协同指标数据**

在协同指标方面，广西壮族自治区 2022 年设有整形美容专业的 39 家医疗机构中，应用电子病历系统的医疗机构共 36 家，占比为 92.31%，显著高于全国均值（87.35%）。麻醉医师协助手术量占比方面，广西壮族自治区 36.57% 的整形美容相关治疗由麻醉医师协助，显著高于全国均值（12.63%）。

## 八、贵州省质控指标数据分析

### （一）医疗机构填报 NCIS 系统情况

贵州省自 2018 年开始参与填报 NCIS 系统整形美容专业指标数据，2018—2022 年 5 年期间贵州省医疗机构参与 NCIS 系统填报情况见图 2-7-57，其中 2022 年的填报比例最高，达到 88.41%。

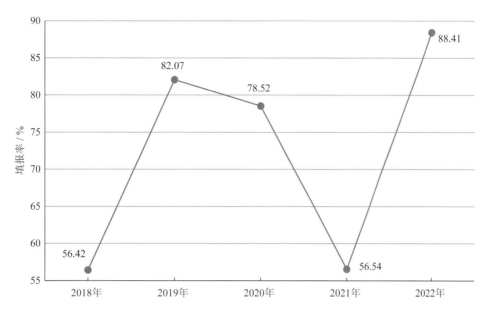

图 2-7-57　2018—2022 年贵州省医疗机构国家医疗质量管理与控制信息网填报率变化趋势

以 2022 年为例，贵州省需要进行 NCIS 系统填报的医疗机构共计 233 家，其中 206 家（88.41%）医疗机构完成了填报任务。在 206 家完成填报的医疗机构中，设有整形美容专业的医疗机构共计 32 家，占比为 15.53%。图 2-7-58 显示了 2018—2022 年贵州省设有整形美容专业的医疗机构占比与全国均值的比较，可见贵州省近 5 年整形美容专业医疗机构的占比低于全国均值。

贵州省填报 NCIS 系统的 32 家设有整形美容专业的医疗机构中，公立医疗机构 28 家，民营医疗机构 4 家；西医医疗机构 31 家，中医相关医疗机构 1 家；综合性医疗机构 30 家，专科医疗机构 2 家（均为整形美容专业专科医疗机构）。

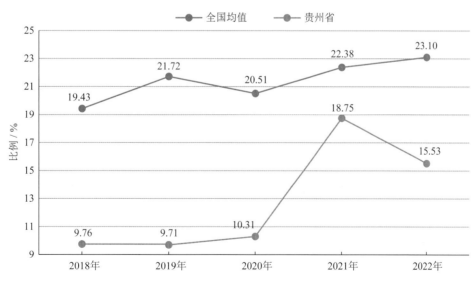

图 2-7-58　2018—2022 年国家医疗质量管理与控制信息网贵州省设有整形美容专业的医疗机构占比情况

（二）基本信息指标数据

年末科室护医比涉及年末科室医师总人数、科室美容主诊医师总人数以及科室护士总人数。贵州省整形美容专业医师总人数数据共填报 5 年，其年末科室在职医师数量的逐年全国占比见图 2-7-59。2022 年，贵州省年末科室在职医师共 343 人，美容主诊医师共 244 人，在职护士共 373 人，对应的护医比 1 和护医比 2 见图 2-7-60，可见贵州省护医比低于全国均值，护士相对短缺。

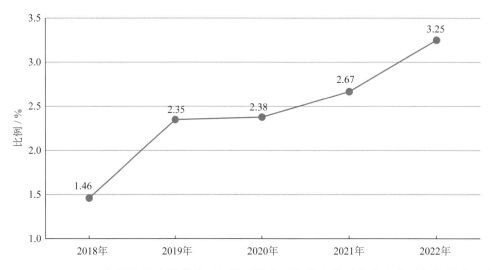

图 2-7-59　2018—2022 年国家医疗质量管理与控制信息网贵州省整形美容专业医师数量全国占比情况

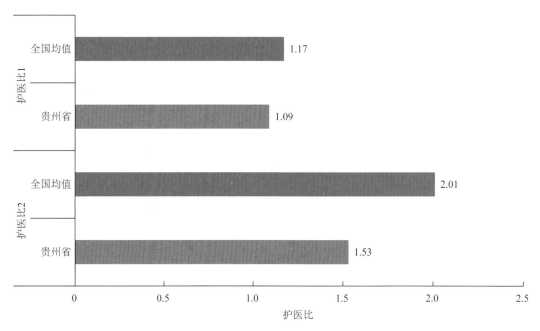

护医比 1 指护士总人数与年末科室医师总人数的比值；护医比 2 指护士总人数与年末科室美容主诊医师总人数的比值。

图 2-7-60　2022 年国家医疗质量管理与控制信息网贵州省整形美容专业护医比

2018—2022 年贵州省整形美容专业医师学位占比及与全国均值比较情况见图 2-7-61，可见贵州省整形美容科医师的学位以学士学位为主，其占比显著高于全国均值，其次是硕士学位，其占比与全国均值相近，学士以下学位和博士学位的占比相对较低。

2018—2022 年贵州省整形美容医师专业背景占比及与全国均值比较情况见图 2-7-62，可见 2018 年贵州省从事整形美容工作的医师以其他专业出身居多，自 2019 年起则以整形专业出身居多。

2022 年，贵州省设有整形美容专业的医疗机构开放床位数总量为 32 024 张，其中整形美容科室开放床位总量为 910 张，占比为 2.84%，高于全国均值（1.17%）。

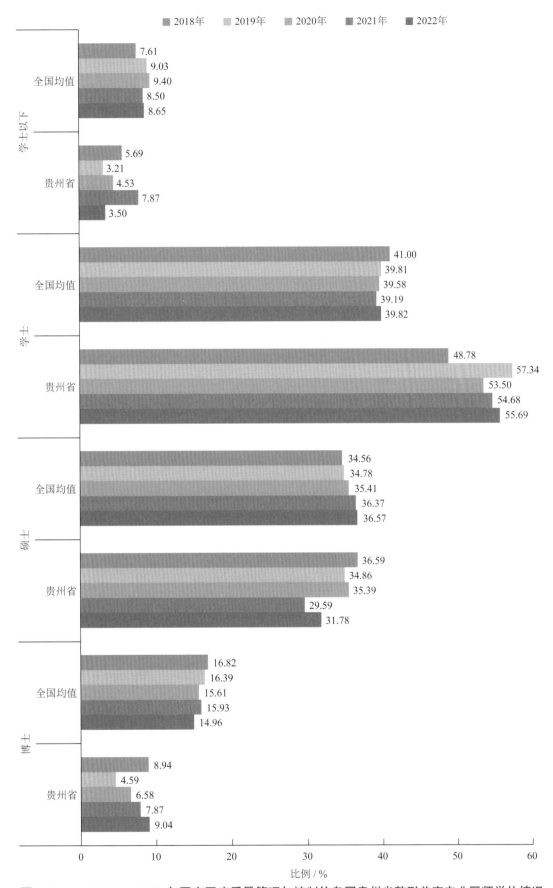

图 2-7-61    2018—2022 年国家医疗质量管理与控制信息网贵州省整形美容专业医师学位情况

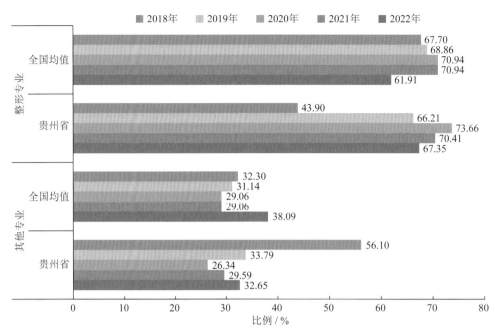

图 2-7-62　2018—2022 年国家医疗质量管理与控制信息网贵州省整形美容专业医师专业背景情况

### （三）病房相关指标数据

2022 年贵州省整形美容专业病房收治患者总数量为 18 629 人次，占全国总数量的 5.03%。2019—2022 年贵州省设有整形美容专业的医疗机构病房患者中，创伤性疾病患者占比较高，且在多数年份中其占比高于全国均值，先天性疾病患者和美容性需求的占比相对较低（图 2-7-63）。

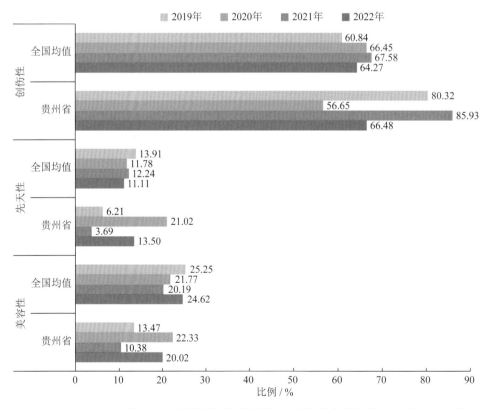

图 2-7-63　2019—2022 年国家医疗质量管理与控制信息网贵州省整形美容专业病房患者疾病类型分布

在整形美容专业医疗机构住院患者I类切口围手术期抗生素使用率方面，贵州省的数据为11.87%，低于全国均值（16.98%）；在I类切口手术感染率方面，贵州省的数据为0.29%，低于全国均值（0.39%）。

**（四）门诊相关指标数据**

在整形美容专业门诊指标数据方面，2022年贵州省整形美容专业门诊量总计352 457人次，占全国门诊量的2.42%。在门诊治疗类型方面，贵州省门诊治疗类型占比与全国均值相近，其中注射操作的占比略高于全国均值（图2-7-64）。

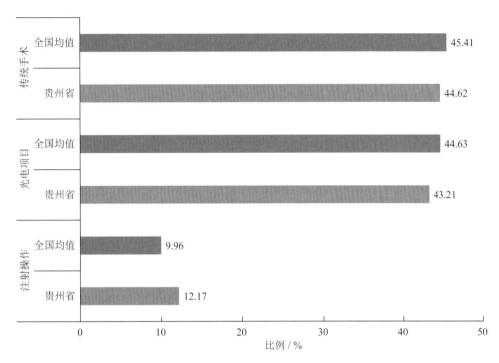

图2-7-64　2022年国家医疗质量管理与控制信息网贵州省整形美容专业门诊治疗类型分布

2022年，贵州省接受门诊生物材料注射操作的患者中，生物材料单次注射支数≥3支的患者占比为14.44%，高于全国均值（6.87%）；门诊生物材料注射相关并发症患者接诊人数为229例，占全国总数量的2.55%。

**（五）专业协同指标数据**

在协同指标方面，贵州省2022年设有整形美容专业的32家医疗机构中，应用电子病历系统的医疗机构共29家，占比为90.63%，高于全国均值（87.35%）。麻醉医师协助手术量占比方面，贵州省29.12%的整形美容相关治疗由麻醉医师协助，显著高于全国均值（12.63%）。

## 九、海南省质控指标数据分析

**（一）医疗机构填报NCIS系统情况**

海南省自2018年开始参与填报NCIS系统整形美容专业指标数据。2018—2022年5年期间海南省医疗机构填报NCIS系统情况见图2-7-65，其中2022年的填报比例最高，达到79.25%。

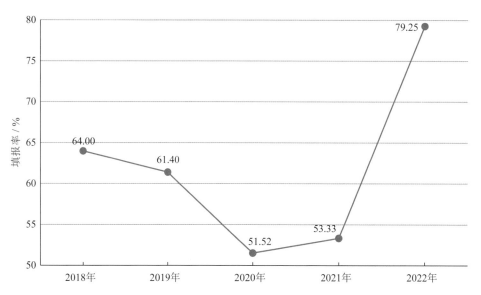

图 2-7-65 2018—2022 年海南省医疗机构国家医疗质量管理与控制信息网填报率变化趋势

以 2022 年为例，海南省需要进行 NCIS 系统填报的医疗机构共计 53 家，其中 42 家（79.25%）医疗机构完成了填报任务。在 42 家完成填报的医疗机构中，设有整形美容专业的医疗机构共计 9 家，占比为21.43%。图 2-7-66 显示了 2018—2022 年海南省设有整形美容专业的医疗机构占比与全国均值的比较，可见海南省近 5 年整形美容专业医疗机构的占比与全国均值相近。

海南省填报 NCIS 系统的 9 家设有整形美容专业的医疗机构中，公立医疗机构 6 家，民营医疗机构 3 家；西医医疗机构 9 家，中医相关医疗机构 0 家；综合性医疗机构 9 家，专科医疗机构 0 家。

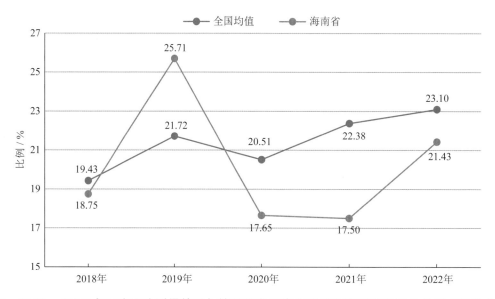

图 2-7-66 2018—2022 年国家医疗质量管理与控制信息网海南省设有整形美容专业的医疗机构占比情况

（二）基本信息指标数据

年末科室护医比涉及年末科室医师总人数、科室美容主诊医师总人数以及科室护士总人数。海南省整形美容专业医师总人数数据共填报 5 年，其年末科室在职医师数量的逐年全国占比见图 2-7-67。2022 年，海南省年末科室在职医师共 56 人，美容主诊医师共 25 人，在职护士共 86 人，对应的护医比 1 和护医比 2 见图 2-7-68，可见海南省护医比水平高于全国均值。

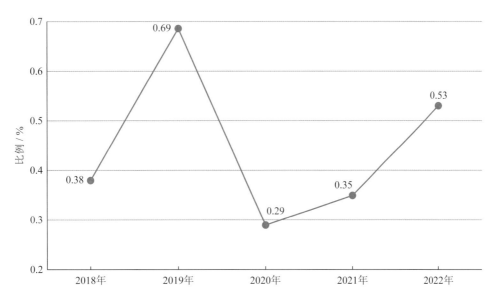

图 2-7-67 2018—2022 年国家医疗质量管理与控制信息网海南省整形美容专业医师数量全国占比情况

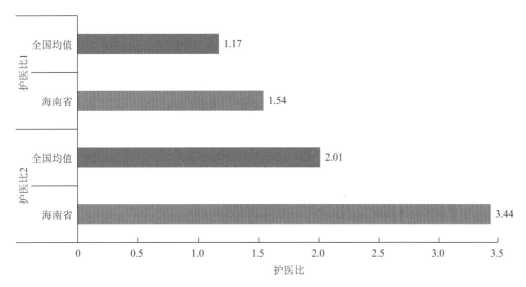

护医比 1 指护士总人数与年末科室医师总人数的比值；护医比 2 指护士总人数与年末科室美容主诊医师总人数的比值。

图 2-7-68 2022 年国家医疗质量管理与控制信息网海南省整形美容专业护医比

2018—2022 年海南省整形美容专业医师学位占比及与全国均值比较情况见图 2-7-69，可见海南省医师学位占比年度波动相对较大，除 2019 年外，其余年份均以学士学位医师的占比最高，其次是硕士学位医师，博士学位及学士以下学位医师的占比最低，学士和学士以下学位医师不同年度的占比波动较大。

2018—2022 年海南省整形美容医师专业背景占比及与全国均值比较情况见图 2-7-70，可见不同年份海南省从事整形美容工作医师的专业背景比例波动较大，整体来看仍以整形专业出身医师居多。

2022 年，海南省设有整形美容专业的医疗机构开放床位数总量为 10 882 张，其中整形美容科室开放床位总量为 89 张，占比为 0.82%，低于全国均值（1.17%）。

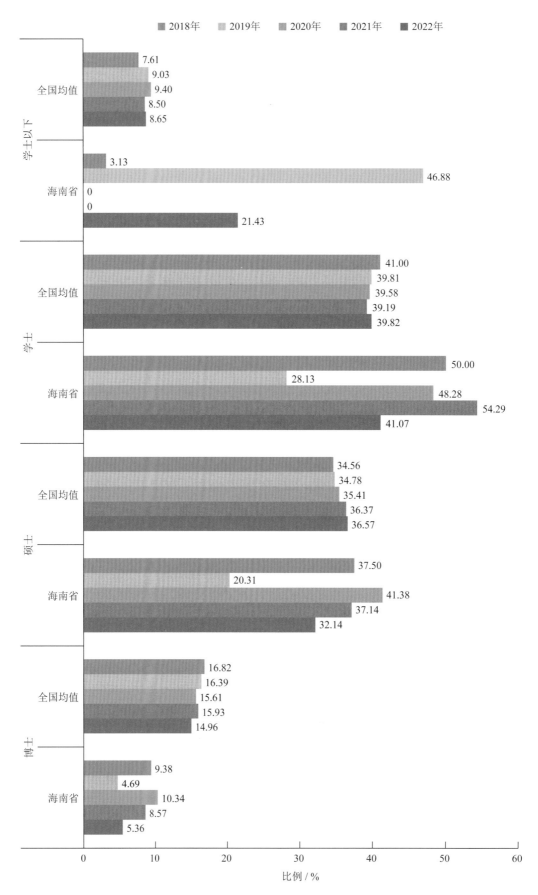

图 2-7-69 2018—2022 年国家医疗质量管理与控制信息网海南省整形美容专业医师学位情况

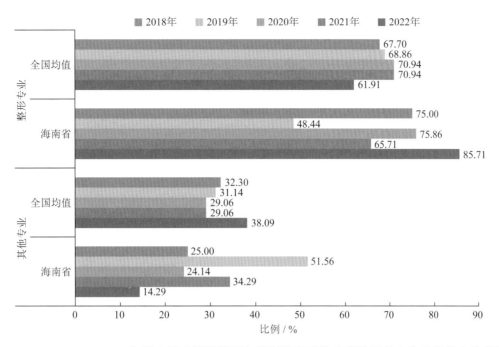

图 2-7-70　2018—2022 年国家医疗质量管理与控制信息网海南省整形美容专业医师专业背景情况

### （三）病房相关指标数据

2022 年海南省整形美容专业病房收治患者总数量为 1385 人次，占全国总数量的 0.37%。2019—2022 年海南省设有整形美容专业的医疗机构病房患者中，创伤性疾病患者的占比较高，部分年份其比例高于全国均值，先天性疾病患者和美容性需求的占比近年来波动较大（图 2-7-71）。

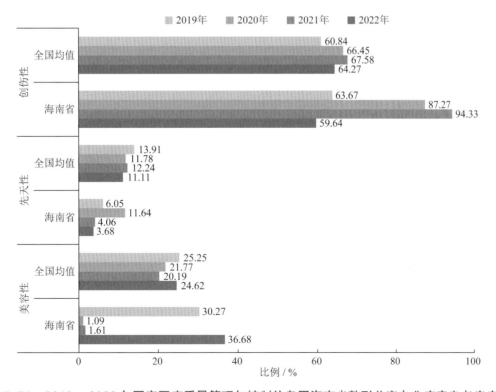

图 2-7-71　2019—2022 年国家医疗质量管理与控制信息网海南省整形美容专业病房患者疾病类型分布

在整形美容专业医疗机构住院患者I类切口围手术期抗生素使用率方面，海南省的数据为41.05%，高于全国均值（16.98%）；在I类切口手术感染率方面，海南省的数据为0.26%，低于全国均值（0.39%）。

**（四）门诊相关指标数据**

在整形美容专业门诊指标数据方面，2022年海南省整形美容专业门诊量总计 27 753 人次，占全国门诊量的0.19%。在门诊治疗类型方面，海南省近半数的门诊患者进行了传统手术治疗，该比例接近全国均值，光电项目方面，海南省的数据显著低于全国均值，但是注射操作方面，海南省的数据明显高于全国均值（图2-7-72）。

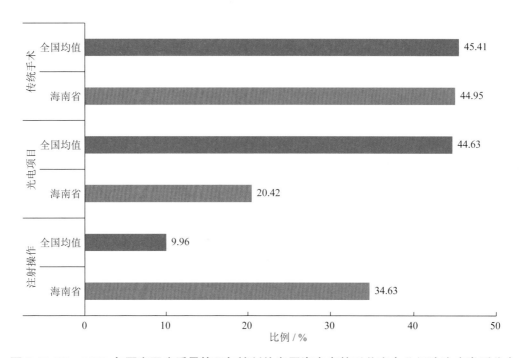

图 2-7-72　2022 年国家医疗质量管理与控制信息网海南省整形美容专业门诊治疗类型分布

2022年，海南省接受门诊生物材料注射操作的患者中，单次注射支数≥3支的患者占比为9.28%，高于全国均值（6.87%）；门诊生物材料注射相关并发症患者接诊人数为160人，占全国总数的1.78%。

**（五）专业协同指标数据**

在协同指标方面，海南省2022年设有整形美容专业的9家医疗机构全部采用电子病历系统，比例（100%）显著高于全国均值（87.35%）。麻醉医师协助手术量占比方面，海南省6.00%的整形美容相关治疗由麻醉医师协助，低于全国均值（12.63%）。

## 十、河北省质控指标数据分析

### （一）医疗机构填报 NCIS 系统情况

河北省自2018年开始参与填报NCIS系统整形美容专业指标数据，2018—2022年5年期间河北省医疗机构填报NCIS系统情况见图2-7-73，其中2022年的填报比例最高，达到88.43%。

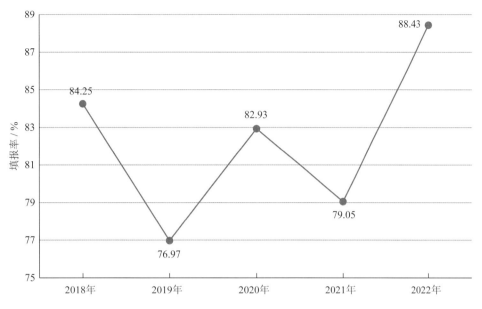

图 2-7-73　2018—2022 年河北省医疗机构国家医疗质量管理与控制信息网填报率变化趋势

以 2022 年为例，河北省需要进行 NCIS 系统填报的医疗机构共 432 家，其中 382 家（88.43%）医疗机构完成了填报任务。在 382 家完成填报的医疗机构中，设有整形美容专业的医疗机构共计 74 家，占比为 19.37%。图 2-7-74 显示了 2018—2022 年河北省设有整形美容专业的医疗机构占比与全国均值的比较，可见河北省近 5 年整形美容专业医疗机构的占比低于全国均值。

河北省填报 NCIS 系统的 74 家设有整形美容专业的医疗机构中，公立医疗机构 62 家，民营医疗机构 12 家；西医医疗机构 71 家，中医相关医疗机构 3 家；综合性医疗机构 73 家，专科医疗机构 1 家（为非整形美容专业专科医疗机构）。

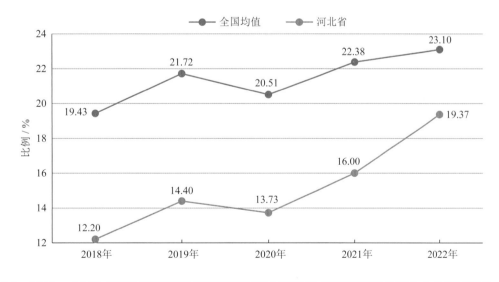

图 2-7-74　2018—2022 年国家医疗质量管理与控制信息网河北省设有整形美容专业的医疗机构占比情况

**（二）基本信息指标数据**

年末科室护医比涉及年末科室医师总人数、科室美容主诊医师总人数以及科室护士总人数。河北省整形美容专业医师总人数数据共填报5年，其年末科室在职医师数量的逐年全国占比见图2-7-75。2022年，河北省年末科室在职医师共367人，美容主诊医师共227人，在职护士共323人，对应的护医比1和护医比2见图2-7-76，可见河北省护医比低于全国均值。

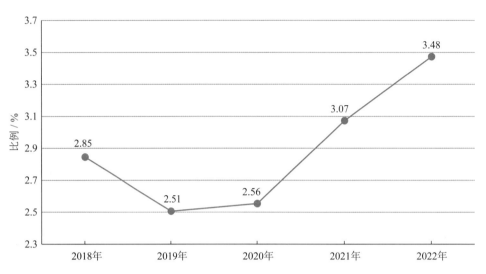

图2-7-75　2018—2022年国家医疗质量管理与控制信息网河北省整形美容专业医师数量全国占比情况

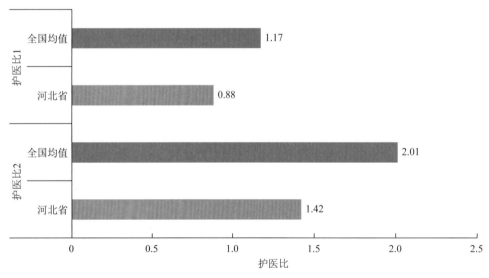

护医比1指护士总人数与年末科室医师总人数的比值；护医比2指护士总人数与年末科室美容主诊医师总人数的比值。

图2-7-76　2022年国家医疗质量管理与控制信息网河北省整形美容专业护医比

2018—2022年河北省整形美容专业医师学位占比及与全国均值比较情况见图2-7-77，可见河北省医师学位以学士学位和硕士学位为主，占比最低的是博士学位，低于全国均值，学士以下学位的占比高于全国均值。

2018—2022年河北省整形美容医师专业背景占比及与全国均值比较情况见图2-7-78，可见河北省从事整形美容工作的医师专业背景占比基本与全国均值一致，并未出现较大差异。

　　2022 年，河北省设有整形美容专业的医疗机构开放床位数总量为 56 717 张，其中整形美容科室开放床位总量为 433 张，占比为 0.76%，低于全国均值（1.17%）。

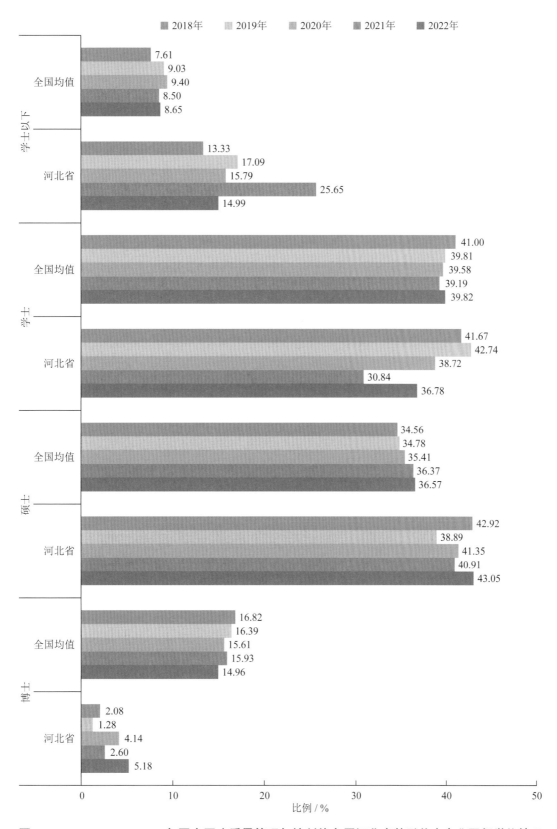

图 2-7-77　2018—2022 年国家医疗质量管理与控制信息网河北省整形美容专业医师学位情况

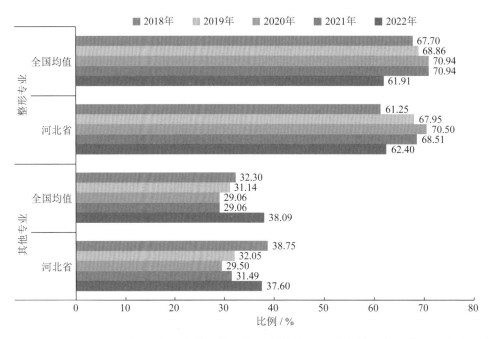

图 2-7-78　2018—2022 年国家医疗质量管理与控制信息网河北省整形美容专业医师专业背景情况

**（三）病房相关指标数据**

2022 年河北省整形美容专业病房收治患者总数量为 13 611 人次，占全国总数量的 3.68%。2019—2022 年河北省设有整形美容专业的医疗机构病房患者中，创伤性疾病患者占比较高，先天性疾病患者占比除 2021 年外相对稳定，美容性需求的占比近年来波动较大（图 2-7-79）。

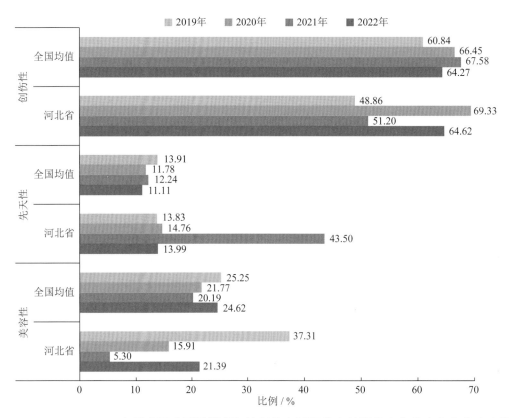

图 2-7-79　2019—2022 年国家医疗质量管理与控制信息网河北省整形美容专业病房患者疾病类型分布

在整形美容专业医疗机构住院患者 I 类切口围手术期抗生素使用率方面，河北省的数据为 6.73%，低于全国均值（16.98%）；在 I 类切口手术感染率方面，河北省的数据为 0.14%，低于全国均值（0.39%）。

**（四）门诊相关指标数据**

在整形美容科门诊指标数据方面，2022 年河北省整形美容专业门诊量总计 304 469 人次，占全国门诊量的 2.09%。在门诊治疗类型方面，河北省光电项目治疗的占比最高，达到 46.93%，其次是传统手术，而注射操作的占比最低，治疗类型的整体分布趋势与全国趋势一致（图 2-7-80）。

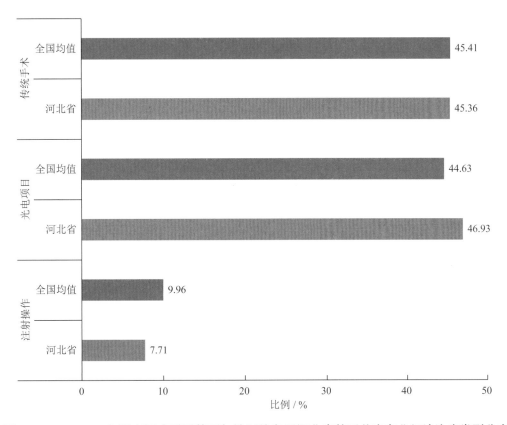

图 2-7-80　2022 年国家医疗质量管理与控制信息网河北省整形美容专业门诊治疗类型分布

2022 年，河北省接受门诊生物材料注射操作的患者中，生物材料单次注射支数≥3 支的患者占比为 7.87%，高于全国均值（6.87%）；门诊生物材料注射相关并发症患者接诊人数为 270 人，占全国总数量的 3.00%。

**（五）专业协同指标数据**

在协同指标方面，河北省 2022 年设有整形美容专业的 74 家医疗机构中，应用电子病历系统的医疗机构有 60 家，占比为 81.08%，低于全国均值（87.35%）。麻醉医师协助手术量占比方面，河北省 12.91% 的整形美容相关治疗由麻醉医师协助，略高于全国均值（12.63%）。

## 十一、河南省质控指标数据分析

**（一）医疗机构填报 NCIS 系统情况**

河南省自 2018 年开始参与填报 NCIS 系统整形美容专业指标数据，2018—2022 年 5 年期间河南省医疗机构填报 NCIS 系统情况见图 2-7-81，其中 2022 年的填报比例最高，达到 100%。

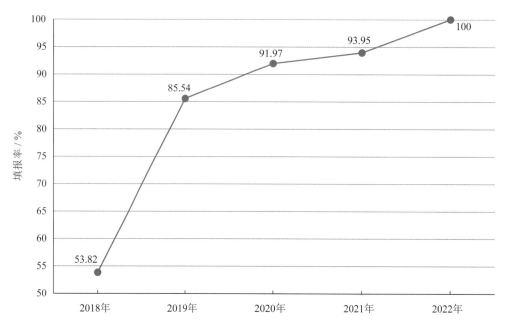

图 2-7-81　2018—2022 年河南省医疗机构国家医疗质量管理与控制信息网填报率变化趋势

以 2022 年为例，河南省需要进行 NCIS 系统填报的医疗机构共计 403 家，所有医疗机构均完成了填报任务。在 403 家完成填报的医疗机构中，设有整形美容专业的医疗机构共计 104 家，占比为 25.81%。图 2-7-82 显示了 2018—2022 年河南省设有整形美容专业的医疗机构占比与全国均值的比较，可见河南省近 5 年整形美容专业医疗机构的占比与全国均值基本一致。

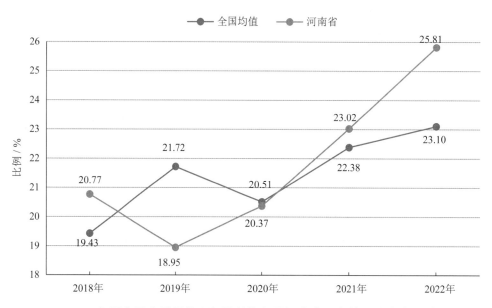

图 2-7-82　2018—2022 年国家医疗质量管理与控制信息网河南省设有整形美容专业的医疗机构占比情况

### （二）基本信息指标数据

年末科室护医比涉及年末科室医师总人数、科室美容主诊医师总人数以及科室护士总人数。河南省整形美容专业医师总人数数据共填报 5 年，其年末科室在职医师数量的逐年全国占比见图 2-7-83。2022 年，河南省年末科室在职医师共 657 人，美容主诊医师共 384 人，在职护士共 719 人，对应的护医比 1 和护医比 2 见图 2-7-84，可见河南省护医比水平低于全国均值。

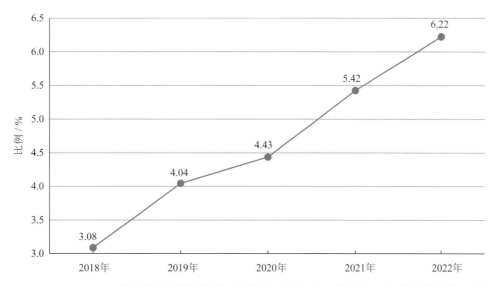

图 2-7-83　2018—2022 年国家医疗质量管理与控制信息网河南省整形美容专业医师数量全国占比情况

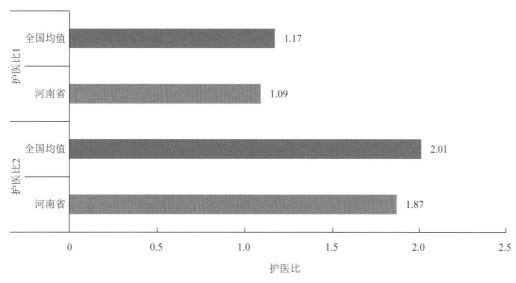

护医比 1 指护士总人数与年末科室医师总人数的比值；护医比 2 指护士总人数与年末科室美容主诊医师总人数的比值。

图 2-7-84　2022 年国家医疗质量管理与控制信息网河南省整形美容专业护医比

2018—2022 年河南省整形美容专业医师学位占比及与全国均值比较情况见图 2-7-85，可见河南省整形美容专业医师中学士学位和硕士学位医师最多，其次是学士以下学位医师，博士学位医师占比最低且低于全国均值。

2018—2022 年河南省整形美容医师专业背景占比及与全国均值比较情况见图 2-7-86，可见河南省从事整形美容工作的医师专业背景占比基本与全国均值相近，并未出现较大差异。

2022 年，河南省设有整形美容专业的医疗机构开放床位数总量为 115 820 张，其中整形美容科室开放床位总量为 906 张，占比为 0.78%，低于全国均值（1.17%）。

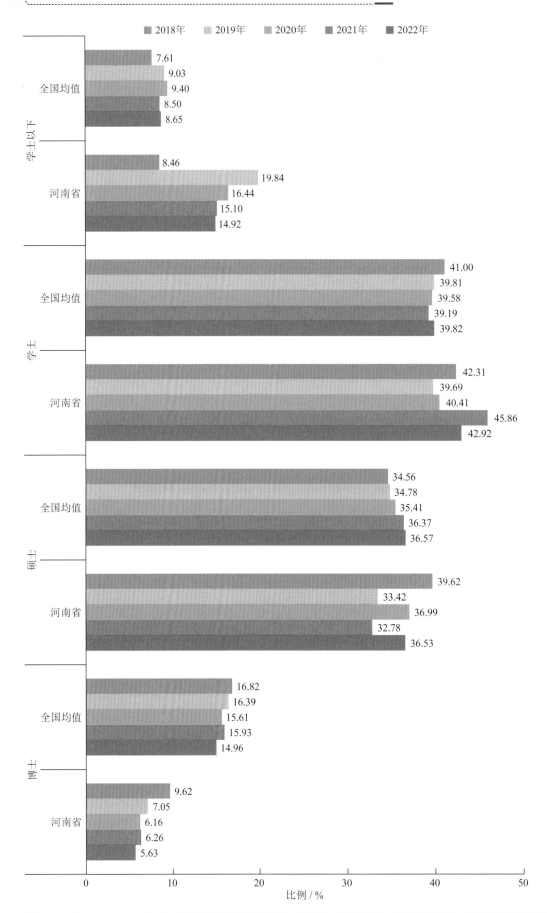

图 2-7-85  2018—2022 年国家医疗质量管理与控制信息网河南省整形美容专业医师学位情况

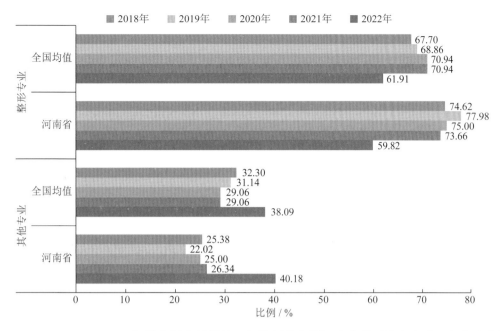

图 2-7-86　2018—2022 年国家医疗质量管理与控制信息网河南省整形美容专业医师专业背景情况

**（三）病房相关指标数据**

2022 年河南省整形美容专业病房收治患者总人数为 19 263 人次，占全国总量的 5.21%。2019—2022 年河南省设有整形美容专业的医疗机构病房患者中，创伤性疾病患者占比较高，但低于全国均值，先天性疾病患者和美容性需求占比略高于全国均值（图 2-7-87）。

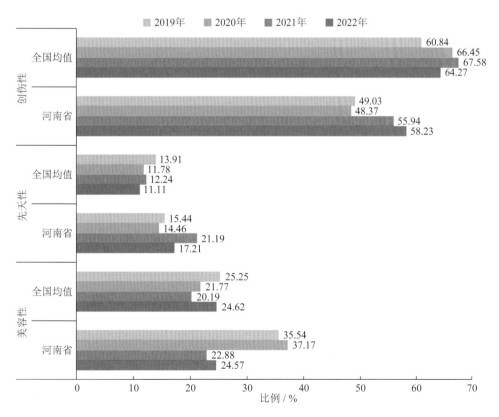

图 2-7-87　2019—2022 年国家医疗质量管理与控制信息网河南省整形美容专业病房患者疾病类型分布

在整形美容专业医疗机构住院患者 I 类切口围手术期抗生素使用率方面，河南省的数据为 40.72%，高于全国均值（16.98%）；在 I 类切口手术感染率方面，河南省的数据为 0.51%，高于全国均值（0.39%）。

**（四）门诊相关指标数据**

在整形美容专业门诊指标数据方面，2022 年河南省整形美容专业门诊量总计 635 694 人次，占全国门诊量的 4.37%。在门诊治疗类型方面，河南省门诊患者接受光电项目治疗的占比最高，且高于全国均值，在传统手术和注射操作方面，河南省的数据低于全国均值（图 2-7-88）。

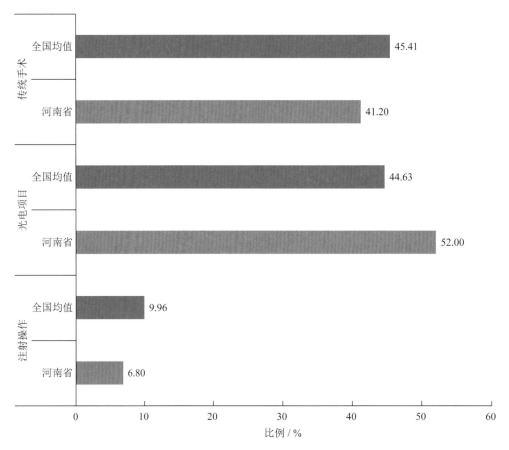

图 2-7-88　2022 年国家医疗质量管理与控制信息网河南省整形美容专业门诊治疗类型分布

2022 年，河南省接受门诊生物材料注射操作的患者中，生物材料单次注射支数≥3 支的患者占比为 6.40%，低于全国均值（6.87%）；门诊生物材料注射相关并发症患者接诊人数为 680 人，占全国总数量的 7.56%。

**（五）专业协同指标数据**

在协同指标方面，河南省 2022 年设有整形美容专业的 104 家医疗机构中，应用电子病历系统的医疗机构共计 90 家，占比为 86.54%，低于全国均值（87.35%）。麻醉医师协助手术量占比方面，河南省 14.89% 的整形美容相关治疗由麻醉医师协助，高于全国均值（12.63%）。

## 十二、黑龙江省质控指标数据分析

**（一）医疗机构填报 NCIS 系统情况**

黑龙江省自 2018 年开始参与填报 NCIS 系统整形美容专业指标数据，2018—2022 年 5 年期间黑龙江省医疗机构填报 NCIS 系统情况见图 2-7-89，其中 2022 年的填报比例最高，达到 94.39%。

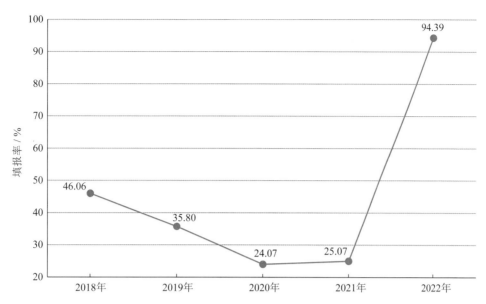

图 2-7-89　2018—2022 年黑龙江省医疗机构国家医疗质量管理与控制信息网填报率变化趋势

以 2022 年为例，黑龙江省需要进行 NCIS 系统填报的医疗机构共计 196 家，其中 185 家（94.39%）医疗机构完成了填报任务。在 185 家完成填报的医疗机构中，设有整形美容专业的医疗机构共计 28 家，占比为 15.14%。图 2-7-90 显示了 2018—2022 年黑龙江省设有整形美容专业的医疗机构占比与全国均值的比较，可见黑龙江省近 5 年整形美容专业医疗机构的占比波动较大，其中 2022 年的占比最低。

黑龙江省填报 NCIS 系统的 28 家设有整形美容专业的医疗机构中，公立医疗机构 27 家，民营医疗机构 1 家；西医医疗机构 28 家，中医相关医疗机构 0 家；综合性医疗机构 28 家，专科医疗机构 0 家。

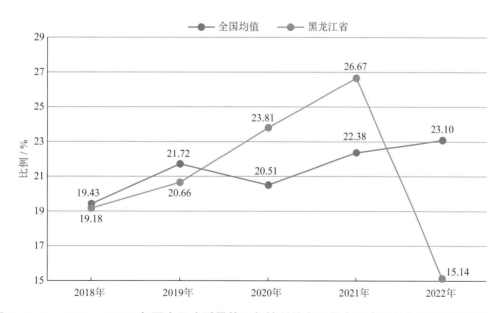

图 2-7-90　2018—2022 年国家医疗质量管理与控制信息网黑龙江省设有整形美容专业的
医疗机构占比情况

**（二）基本信息指标数据**

年末科室护医比涉及年末科室医师总人数、科室美容主诊医师总人数以及科室护士总人数。黑龙江省整形美容专业医师总人数数据共填报 5 年，其年末科室在职医师数量的逐年全国占比见图 2-7-91。

2022年，黑龙江省年末科室在职医师共 146 人，美容主诊医师共 91 人，在职护士共 138 人，对应的护医比 1 和护医比 2 见图 2-7-92，可见黑龙江省护医比低于全国均值。

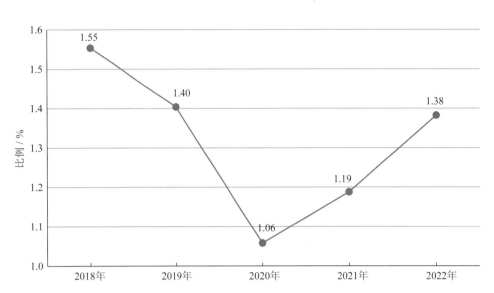

图 2-7-91　2018—2022 年国家医疗质量管理与控制信息网黑龙江省整形美容专业医师数量全国占比情况

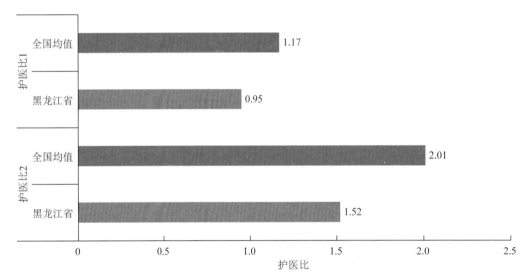

护医比 1 指护士总人数与年末科室医师总人数的比值；护医比 2 指护士总人数与年末科室美容主诊医师总人数的比值。

图 2-7-92　2022 年国家医疗质量管理与控制信息网黑龙江省整形美容专业护医比

2018—2022 年黑龙江省整形美容专业医师学位占比及与全国均值比较情况见图 2-7-93，可见黑龙江省医师学位以学士学位和硕士学位居多，其次是博士学位，学士以下学位的占比最低。

2018—2022 年黑龙江省整形美容医师专业背景占比及与全国均值比较情况见图 2-7-94，可见黑龙江省从事整形美容工作的医师中整形专业出身占比较高，且高于全国均值。

2022 年，黑龙江省设有整形美容专业的医疗机构开放床位数总量为 35 516 张，其中整形美容科室开放床位总量为 205 张，占比为 0.58%，低于全国均值（1.17%）。

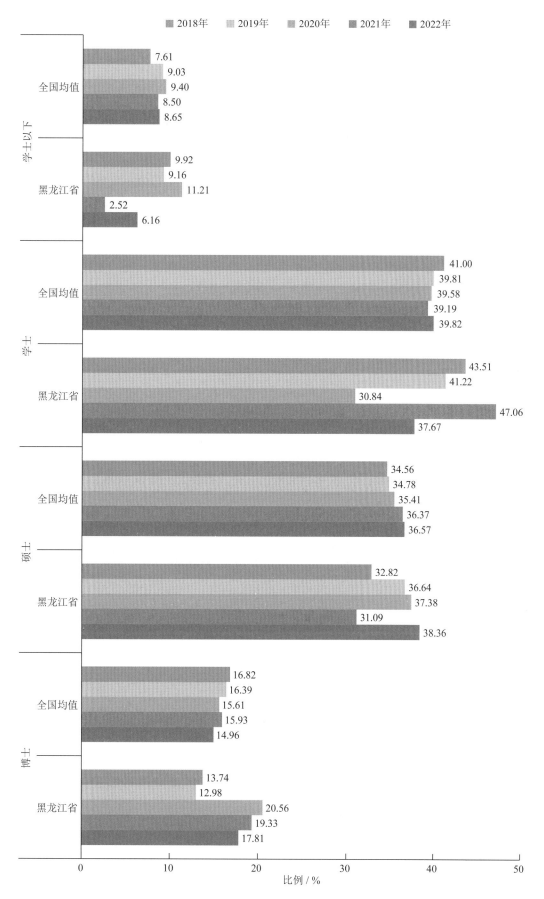

图 2-7-93    2018—2022 年国家医疗质量管理与控制信息网黑龙江省整形美容专业医师学位情况

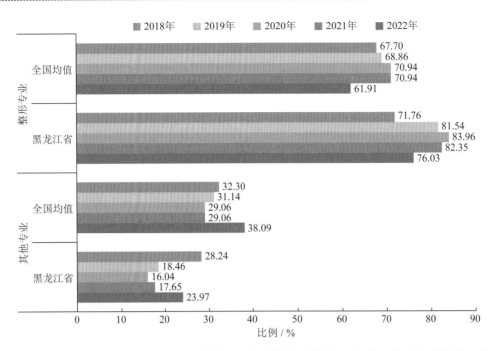

图 2-7-94　2018—2022 年国家医疗质量管理与控制信息网黑龙江省整形美容专业医师专业背景情况

### （三）病房相关指标数据

2022 年黑龙江省整形美容专业病房收治患者总数量为 3267 人次，占全国总数量的 0.88%。2019—2022 年黑龙江省设有整形美容专业的医疗机构病房患者中，创伤性疾病患者占比较高，且略高于全国均值，先天性疾病患者占比略低于全国均值，美容性需求的占比波动较大（图 2-7-95）。

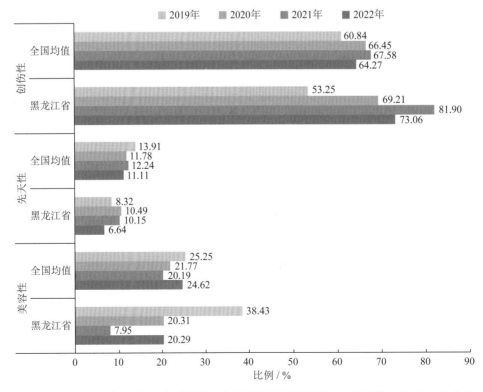

图 2-7-95　2019—2022 年国家医疗质量管理与控制信息网黑龙江省整形美容专业病房患者疾病类型分布

在整形美容专业医疗机构住院患者 I 类切口围手术期抗生素使用率方面，黑龙江省的数据为 17.32%，高于全国均值（16.98%）；在 I 类切口手术感染率方面，黑龙江省的数据为 0.42%，高于全国均值（0.39%）。

**（四）门诊相关指标数据**

在整形美容专业门诊指标数据方面，2022 年黑龙江省整形美容专业门诊量总计 94 943 人次，占全国门诊量的 0.65%。在门诊治疗类型方面，黑龙江省门诊患者接受光电项目治疗的占比最高（66.59%），且明显高于全国均值，接受传统手术和注射操作的占比低于全国均值（图 2-7-96）。

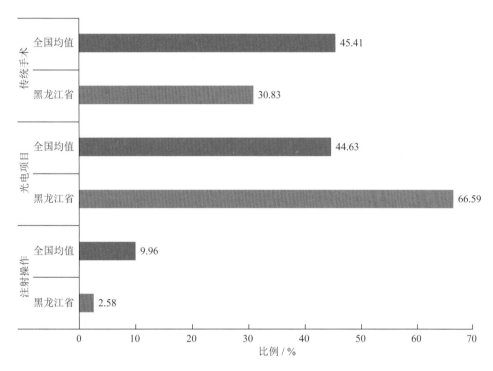

图 2-7-96　2022 年国家医疗质量管理与控制信息网黑龙江省整形美容专业门诊治疗类型分布

2022 年，黑龙江省接受门诊生物材料注射操作的患者中，生物材料单次注射支数 ≥3 支的患者占比为 14.68%，高于全国均值（6.87%）；门诊生物材料注射相关并发症患者接诊人数为 234 人，占全国总数的 2.60%。

**（五）专业协同指标数据**

在协同指标方面，黑龙江省 2022 年设有整形美容专业的 28 家医疗机构中，应用电子病历系统的医疗机构有 24 家，占比为 85.71%，低于全国均值（87.35%）。麻醉医师协助手术量占比方面，黑龙江省 14.17% 的整形美容相关治疗由麻醉医师协助，高于全国均值（12.63%）。

## 十三、湖北省质控指标数据分析

### （一）医疗机构填报 NCIS 系统情况

湖北省自 2018 年开始参与填报 NCIS 系统整形美容专业指标数据，2018—2022 年 5 年期间湖北省医疗机构填报 NCIS 情况见图 2-7-97，其中 2022 年的填报比例最高，达到 81.08%。

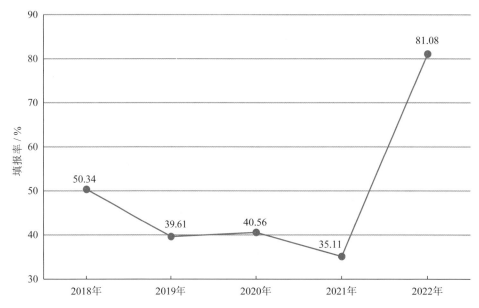

图 2-7-97　2018—2022 年湖北省医疗机构国家医疗质量管理与控制信息网填报率变化趋势

以 2022 年为例，湖北省需要进行 NCIS 系统填报的医疗机构共计 185 家，其中 150 家（81.08%）医疗机构完成了填报任务。在 150 家完成填报的医疗机构中，设有整形美容专业的医疗机构共计 65 家，占比为 43.33%。图 2-7-98 显示了 2018—2022 年湖北省设有整形美容专业的医疗机构占比与全国均值的比较，可见湖北省近 5 年整形美容专业医疗机构的占比均高于全国均值。

湖北省填报 NCIS 系统的 65 家设有整形美容专业的医疗机构中，公立医疗机构 61 家，民营医疗机构 4 家；西医医疗机构 63 家，中医相关医疗机构 2 家；综合性医疗机构 64 家，专科医疗机构 1 家（为非整形美容专业专科医疗机构）。

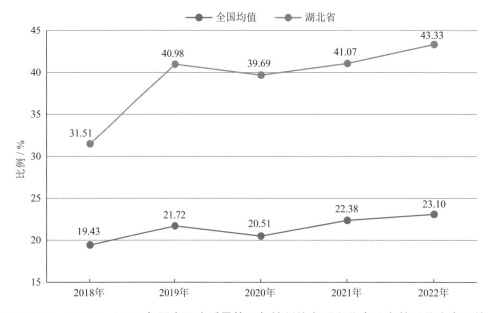

图 2-7-98　2018—2022 年国家医疗质量管理与控制信息网湖北省设有整形美容专业的
医疗机构占比情况

**（二）基本信息指标数据**

年末科室护医比涉及年末科室医师总人数、科室美容主诊医师总人数以及科室护士总人数。湖北省整形美容专业医师总人数数据共填报 5 年，其年末科室在职医师数量的逐年全国占比见图 2-7-99。2022 年，湖北省年末科室在职医师共 439 人，美容主诊医师共 268 人，在职护士共 459 人，对应的护医比 1 和护医比 2 见图 2-7-100，可见湖北省护医比低于全国均值。

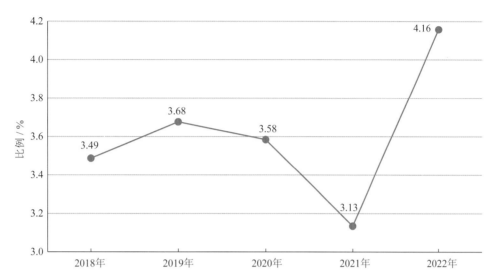

图 2-7-99　2018—2022 年国家医疗质量管理与控制信息网湖北省整形美容专业医师数量全国占比情况

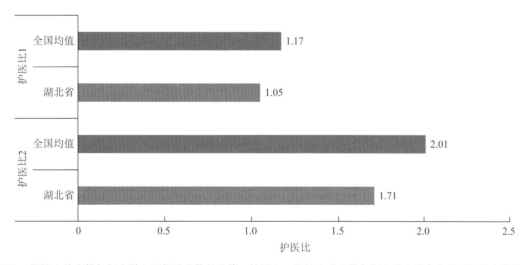

护医比 1 指护士总人数与年末科室医师总人数的比值；护医比 2 指护士总人数与年末科室美容主诊医师总人数的比值。

图 2-7-100　2022 年国家医疗质量管理与控制信息网湖北省整形美容专业护医比

2018—2022 年湖北省整形美容专业医师学位占比及与全国均值比较情况见图 2-7-101，可见湖北省医师学位中占比最高的是硕士学位，其次是学士学位，博士学位占比与全国均值相近。

2018—2022 年湖北省整形美容医师专业背景占比及与全国均值比较情况见图 2-7-102，可见湖北省从事整形美容工作的医师中整形专业出身居多，占比高于全国均值。

2022 年，湖北省设有整形美容专业的医疗机构开放床位数总量为 89 340 张，其中整形美容科室开放床位总量为 836 张，占比为 0.94%，低于全国均值（1.17%）。

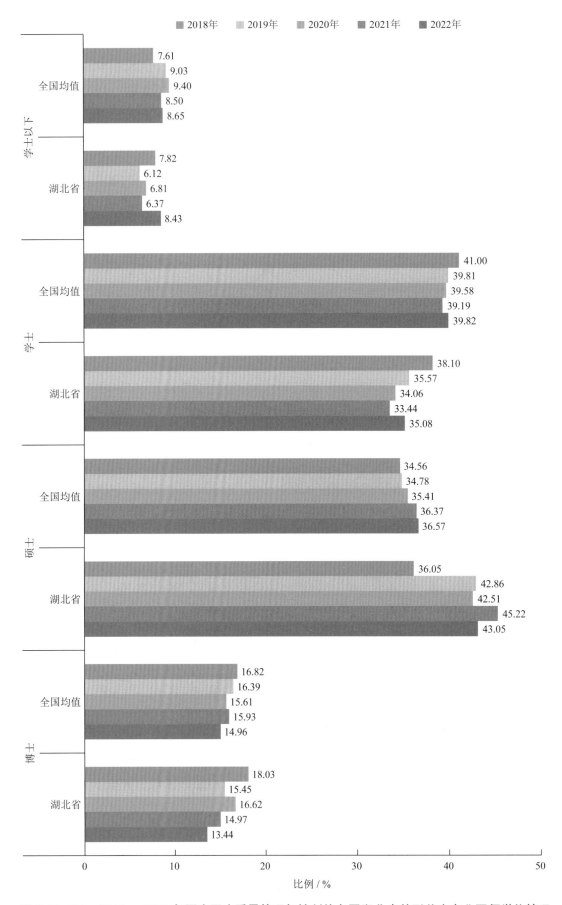

图 2-7-101　2018—2022 年国家医疗质量管理与控制信息网湖北省整形美容专业医师学位情况

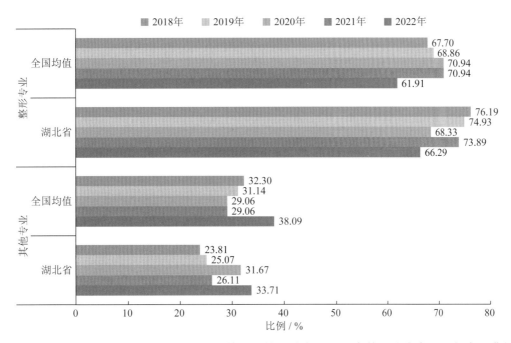

图 2-7-102　2018—2022 年国家医疗质量管理与控制信息网湖北省整形美容专业医师专业背景情况

### （三）病房相关指标数据

2022 年湖北省整形美容专业病房收治患者总数量为 15 481 人次，占全国总数量的 4.18%。2019—2022 年湖北省设有整形美容专业的医疗机构病房患者中，创伤性疾病患者占比较高，与全国均值相近，先天性疾病患者占比略低于全国均值，美容性需求占比略高于全国均值（图 2-7-103）。

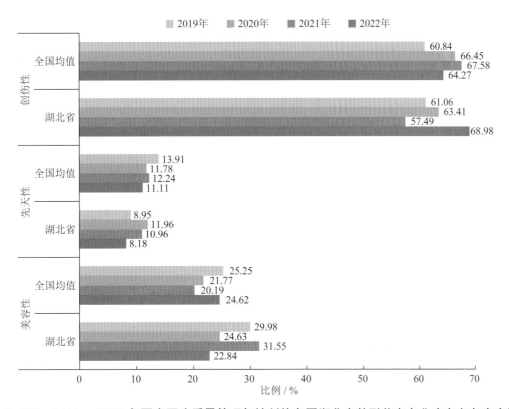

图 2-7-103　2019—2022 年国家医疗质量管理与控制信息网湖北省整形美容专业病房患者疾病类型分布

在整形美容专业医疗机构住院患者 I 类切口围手术期抗生素使用率方面,湖北省的数据为17.02%,高于全国均值(16.98%);在 I 类切口手术感染率方面,湖北省的数据为0.50%,高于全国均值(0.39%)。

**(四)门诊相关指标数据**

在整形美容专业门诊指标数据方面,2022年湖北省整形美容专业门诊量总计 496 474 人次,占全国门诊量的3.41%。在门诊治疗类型方面,湖北省门诊患者接受光电项目治疗的占比最高,整体趋势与全国均值相近(图2-7-104)。

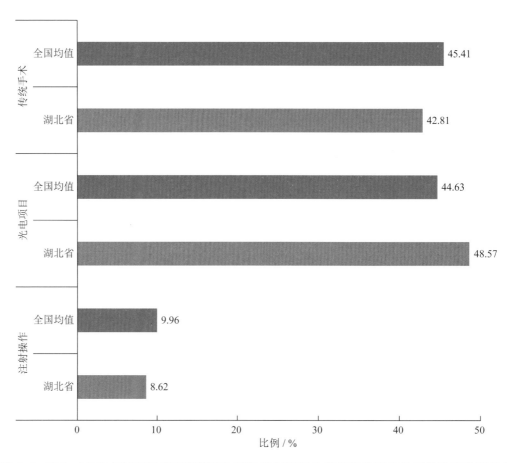

图2-7-104　2022年国家医疗质量管理与控制信息网湖北省整形美容专业门诊治疗类型分布

2022年,湖北省接受门诊生物材料注射操作的患者中,生物材料单次注射支数≥3支的患者占比为6.98%,略高于全国均值(6.87%);门诊生物材料注射相关并发症患者接诊人数为597人,占全国总数量的6.63%。

**(五)专业协同指标数据**

在协同指标方面,湖北省2022年设有整形美容专业的65家医疗机构中,应用电子病历系统的医疗机构有57家,占比为87.69%,略高于全国均值(87.35%)。麻醉医师协助手术量占比方面,湖北省9.34%的整形美容相关治疗由麻醉医师协助,低于全国均值(12.63%)。

## 十四、湖南省质控指标数据分析

### (一)医疗机构填报 NCIS 系统情况

湖南省自2018年开始参与填报 NCIS 系统整形美容专业指标数据,2018—2022年5年期间湖南省医疗机构填报 NCIS 系统情况见图2-7-105,其中2022年的填报比例最高,达到80.49%。

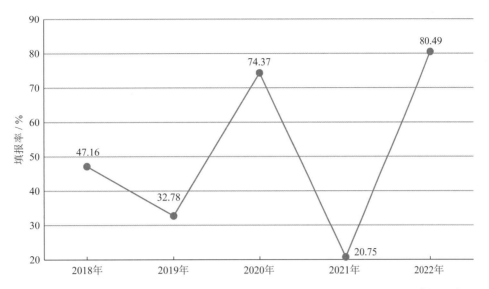

图 2-7-105　2018—2022 年湖南省医疗机构国家医疗质量管理与控制信息网填报率变化趋势

以 2022 年为例，湖南省需要进行 NCIS 系统填报的医疗机构共计 246 家，其中 198 家（80.49%）医疗机构完成了填报任务。在 198 家完成填报的医疗机构中，设有整形美容专业的医疗机构共计 44 家，占比为 22.22%。图 2-7-106 显示了 2018—2022 年湖南省设有整形美容专业的医疗机构占比与全国均值的比较，可见湖南省近 5 年整形美容专业医疗机构的占比波动较大。

湖南省填报 NCIS 系统的 44 家设有整形美容专业的医疗机构中，公立医疗机构 39 家，民营医疗机构 5 家；西医医疗机构 42 家，中医相关医疗机构 2 家；综合性医疗机构 43 家，专科医疗机构 1 家（为整形美容专业专科医疗机构）。

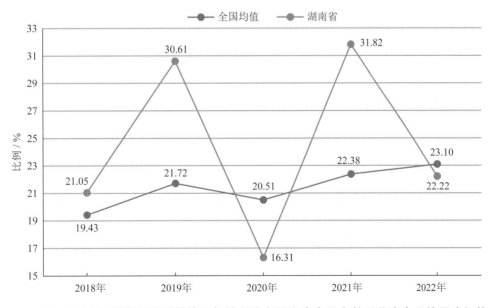

图 2-7-106　2018—2022 年国家医疗质量管理与控制信息网湖南省设有整形美容专业的医疗机构占比情况

## （二）基本信息指标数据

年末科室护医比涉及年末科室医师总人数、科室美容主诊医师总人数以及科室护士总人数。湖南省整形美容专业医师总人数数据共填报 5 年，其年末科室在职医师数量的逐年全国占比见图 2-7-107。

2022年，湖南省年末科室在职医师共 299 人，美容主诊医师共 170 人，在职护士共 378 人，对应的护医比 1 和护医比 2 见图 2-7-108，可见湖南省护医比高于全国均值。

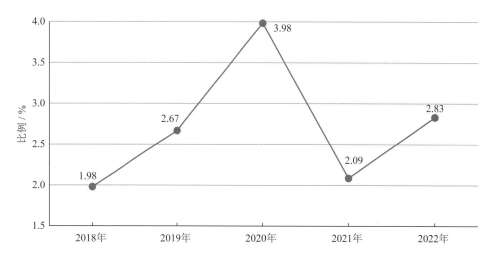

图 2-7-107 2018—2022 年国家医疗质量管理与控制信息网湖南省整形美容专业医师数量全国占比情况

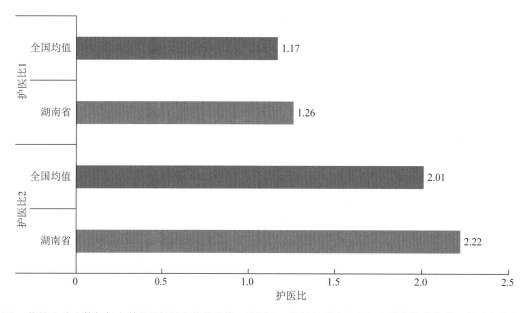

护医比 1 指护士总人数与年末科室医师总人数的比值；护医比 2 指护士总人数与年末科室美容主诊医师总人数的比值。

图 2-7-108 2022 年国家医疗质量管理与控制信息网湖南省整形美容专业护医比

2018—2022 年湖南省整形美容专业医师学位占比及与全国均值比较情况见图 2-7-109，可见湖南省医师学位中学士学位和硕士学位居多，其次是博士学位，医师整体学位分布情况与全国趋势一致。

2018—2022 年湖南省整形美容医师专业背景占比及与全国均值比较情况见图 2-7-110，可见湖南省从事整形美容工作的医师中整形专业出身居多，占比高于全国均值。

2022 年，湖南省设有整形美容专业的医疗机构开放床位数总量为 48 170 张，其中整形美容科室开放床位总量为 637 张，占比为 1.32%，高于全国均值（1.17%）。

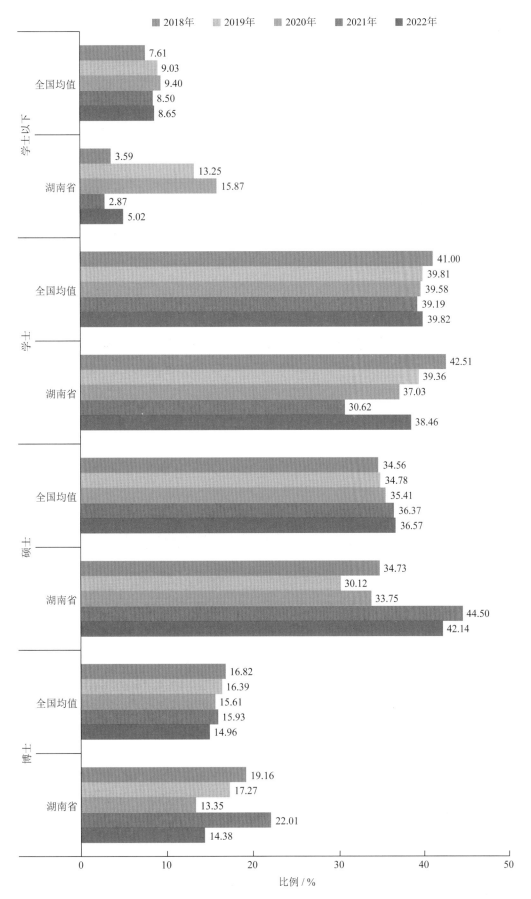

图 2-7-109　2018—2022 年国家医疗质量管理与控制信息网湖南省整形美容专业医师学位情况

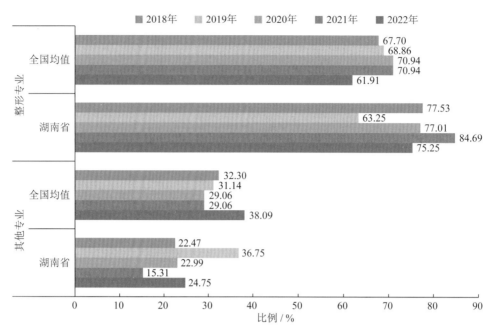

图 2-7-110    2018—2022 年国家医疗质量管理与控制信息网湖南省整形美容专业医师专业背景情况

**（三）病房相关指标数据**

2022 年湖南省整形美容专业病房收治患者总人数为 10 176 人次，占全国总数量的 2.75%。2019—2022 年湖南省设有整形美容专业的医疗机构病房患者中，创伤性疾病患者占比较高，该比例在部分年份高于全国均值，先天性疾病患者占比与全国均值相近，美容性需求的占比波动较大（图 2-7-111）。

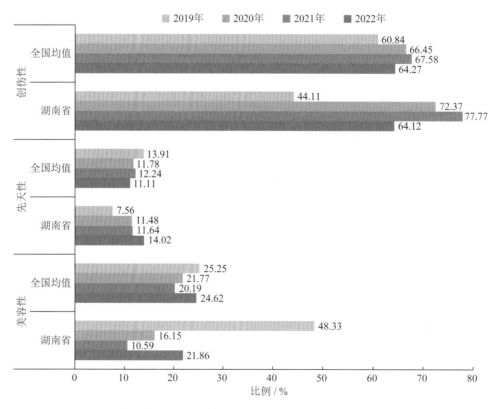

图 2-7-111    2019—2022 年国家医疗质量管理与控制信息网湖南省整形美容专业病房患者疾病类型分布

在整形美容专业医疗机构住院患者Ⅰ类切口围手术期抗生素使用率方面，湖南省的数据为33.22%，高于全国均值（16.98%）；在Ⅰ类切口手术感染率方面，湖南省的数据为0.78%，高于全国均值（0.39%）。

**（四）门诊相关指标数据**

在整形美容专业门诊指标数据方面，2022年湖南省整形美容专业门诊量总计348 687人次，占全国门诊量的2.39%。在门诊治疗类型方面，湖南省门诊患者接受传统手术的占比较高，且高于全国均值，接受光电项目和注射操作的占比略低于全国均值（图2-7-112）。

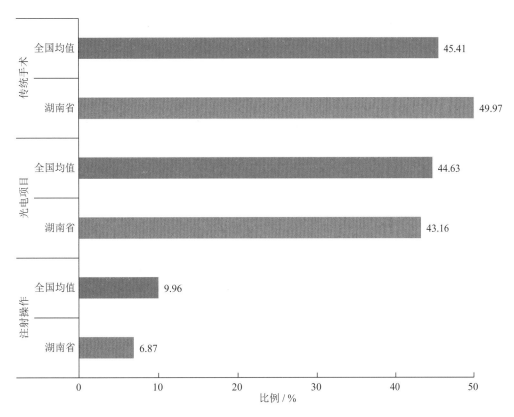

图2-7-112  2022年国家医疗质量管理与控制信息网湖南省整形美容专业门诊治疗类型分布

2022年，湖南省接受门诊生物材料注射操作的患者中，生物材料单次注射支数≥3支的患者占比为16.67%，高于全国均值（6.87%）；门诊生物材料注射相关并发症患者接诊人数为226人，占全国总数量的2.51%。

**（五）专业协同指标数据**

在协同指标方面，湖南省2022年设有整形美容专业的44家医疗机构中，应用电子病历系统的医疗机构有35家，占比为79.55%，低于全国均值（87.35%）。麻醉医师协助手术量占比方面，湖南省9.18%的整形美容相关治疗由麻醉医师协助，低于全国均值（12.63%）。

## 十五、吉林省质控指标数据分析

**（一）医疗机构填报NCIS系统情况**

吉林省自2018年开始参与填报NCIS系统整形美容专业指标数据，2018—2022年5年期间吉林省医疗机构填报NCIS系统情况见图2-7-113，其中2022年的填报比例最高，达到93.10%。

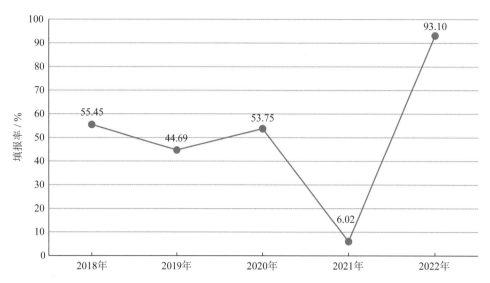

图 2-7-113　2018—2022 年吉林省医疗机构国家医疗质量管理与控制信息网填报率变化趋势

　　以 2022 年为例，吉林省需要进行 NCIS 系统填报的医疗机构共计 232 家，其中 216 家（93.10%）医疗机构完成了填报任务。在 216 家完成填报的医疗机构中，设有整形美容专业的医疗机构共计 23 家，占比为 10.65%。图 2-7-114 显示了 2018—2022 年吉林省设有整形美容专业的医疗机构占比与全国均值的比较，可见吉林省近 5 年整形美容专业医疗机构的占比波动较大，2021 年高于全国均值，但其余年份均低于全国均值。

　　吉林省填报 NCIS 系统的 23 家设有整形美容专业的医疗机构中，公立医疗机构 18 家，民营医疗机构 5 家；西医医疗机构 21 家，中医相关医疗机构 2 家；综合性医疗机构 21 家，专科医疗机构 2 家（均为非整形美容专业专科医疗机构）。

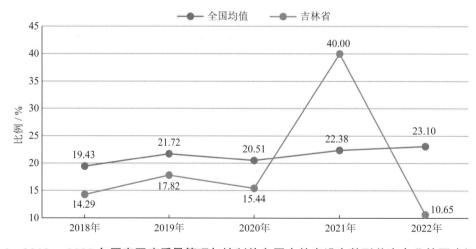

图 2-7-114　2018—2022 年国家医疗质量管理与控制信息网吉林省设有整形美容专业的医疗机构占比情况

**（二）基本信息指标数据**

　　年末科室护医比涉及年末科室医师总人数、科室美容主诊医师总人数以及科室护士总人数。吉林省整形美容专业医师总人数数据共填报 5 年，其年末科室在职医师数量的逐年全国占比见图 2-7-115。

2022 年，吉林省年末科室在职医师共 106 人，美容主诊医师共 54 人，在职护士共 107 人，对应的护医比 1 和护医比 2 见图 2-7-116，可见吉林省护医比低于全国均值。

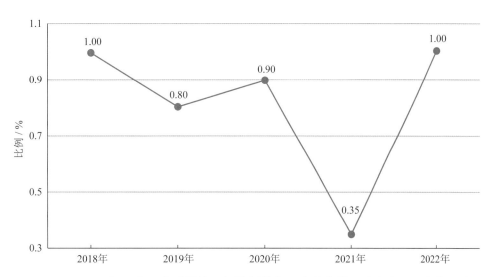

图 2-7-115　2018—2022 年国家医疗质量管理与控制信息网吉林省整形美容专业医师数量全国占比情况

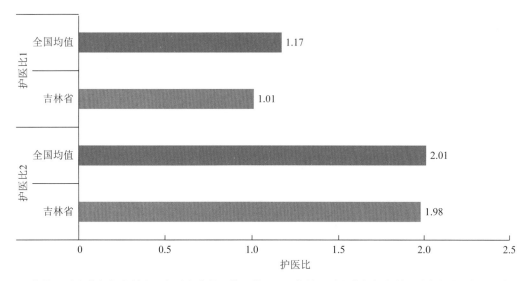

护医比 1 指护士总人数与年末科室医师总人数的比值；护医比 2 指护士总人数与年末科室美容主诊医师总人数的比值。

图 2-7-116　2022 年国家医疗质量管理与控制信息网吉林省整形美容专业护医比

2018—2022 年吉林省整形美容专业医师学位占比及与全国均值比较情况见图 2-7-117，可见吉林省医师学位以学士学位和硕士学位居多，其次是博士学位，各类学位占比在不同年份存在波动。

2018—2022 年吉林省整形美容医师专业背景占比及与全国均值比较情况见图 2-7-118，可见吉林省从事整形美容工作的医师以整形专业出身居多，其占比高于全国均值。

2022 年，吉林省设有整形美容专业的医疗机构开放床位数总量为 22 293 张，其中整形美容科室开放床位总量为 317 张，占比为 1.42%，高于全国均值（1.17%）。

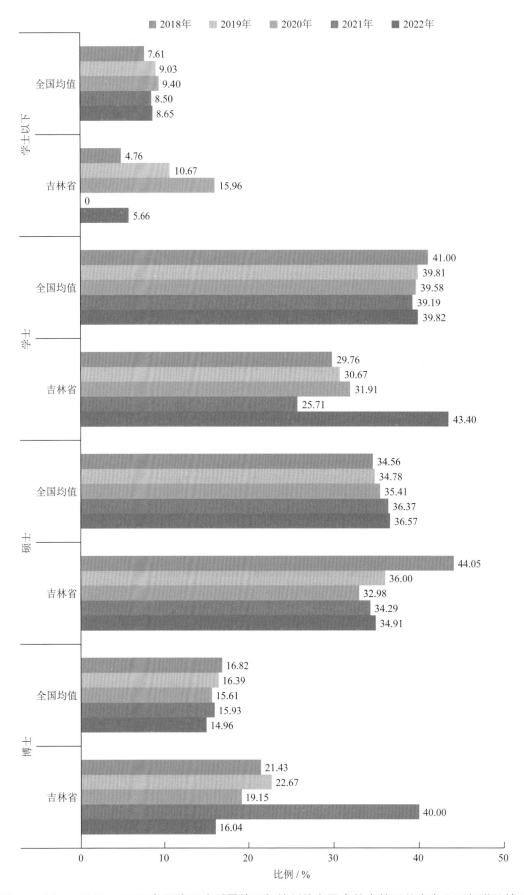

图 2-7-117　2018—2022 年国家医疗质量管理与控制信息网吉林省整形美容专业医师学位情况

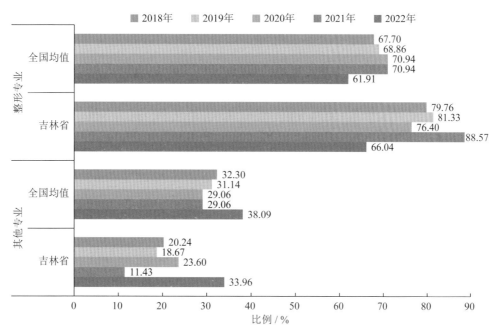

图 2-7-118　2018—2022 年国家医疗质量管理与控制信息网吉林省整形美容专业医师专业背景情况

**（三）病房相关指标数据**

2022 年吉林省整形美容专业病房收治患者总人数为 2530 人次，占全国总数量的 0.68%。2019—2022 年吉林省设有整形美容专业的医疗机构病房患者中，创伤性疾病患者在多数年份的占比较高，且高于全国均值，先天性疾病患者占比与全国均值相近，美容性需求占比波动较大（图 2-7-119）。

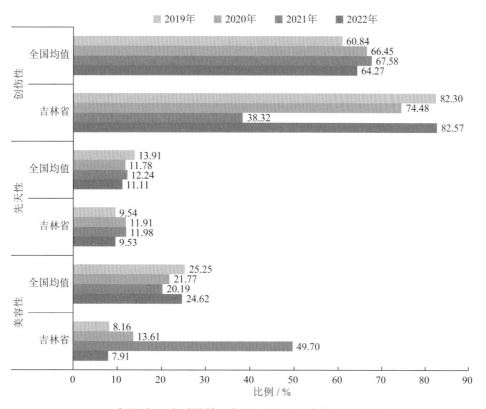

图 2-7-119　2019—2022 年国家医疗质量管理与控制信息网吉林省整形美容专业病房患者疾病类型分布

在整形美容专业医疗机构住院患者Ⅰ类切口围手术期抗生素使用率方面，吉林省的数据为17.88%，高于全国均值（16.98%）；在Ⅰ类切口手术感染率方面，吉林省的数据为0.00%，低于全国均值（0.39%）。

**（四）门诊相关指标数据**

在整形美容专业门诊指标数据方面，2022年吉林省整形美容专业门诊量总计82 174人次，占全国门诊量的0.56%。在门诊治疗类型方面，吉林省门诊患者接受传统手术的占比较高，比例与全国均值相近，接受光电项目的占比低于全国均值，而接受注射操作的占比高于全国均值（图2-7-120）。

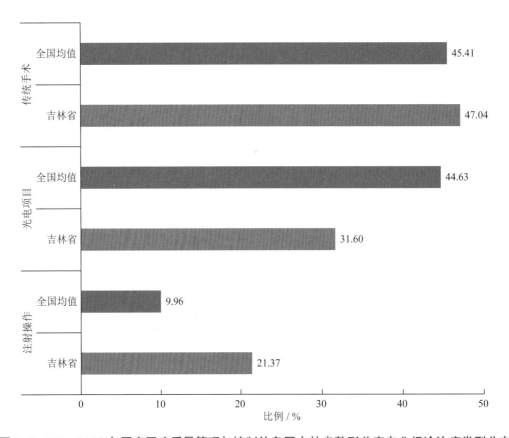

图2-7-120　2022年国家医疗质量管理与控制信息网吉林省整形美容专业门诊治疗类型分布

2011年，吉林省接受门诊生物材料注射操作的患者中，生物材料单次注射支数≥3支的患者占比为2.83%，低于全国均值（6.87%）；门诊生物材料注射相关并发症患者接诊人数为198人，占全国总数量的2.20%。

**（五）专业协同指标数据**

在协同指标方面，吉林省2022年设有整形美容专业的23家医疗机构中，应用电子病历系统的医疗机构共计16家，占比为69.57%，低于全国均值（87.35%）。麻醉医师协助手术量占比方面，吉林省11.13%的整形美容相关治疗由麻醉医师协助，低于全国均值（12.63%）。

## 十六、江苏省质控指标数据分析

**（一）医疗机构填报 NCIS 系统情况**

江苏省自2018年开始参与填报NCIS系统整形美容专业指标数据，2018—2022年5年期间江苏省医疗机构填报NCIS系统情况见图2-7-121，其中2022年的填报比例最高，达到82.85%。

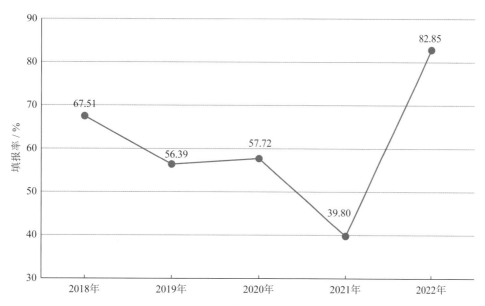

图 2-7-121　2018—2022 年江苏省医疗机构国家医疗质量管理与控制信息网填报率变化趋势

以 2022 年为例，江苏省需要进行 NCIS 系统填报的医疗机构共计 309 家，其中 256 家（82.85%）医疗机构完成了填报任务。在 256 家完成填报的医疗机构中，设有整形美容专业的医疗机构共计 101 家，占比为 39.45%。图 2-7-122 显示了 2018—2022 年江苏省设有整形美容专业的医疗机构占比与全国均值的比较，可见江苏省近 5 年整形美容专业医疗机构的占比均高于全国均值水平。

在江苏省填报的 101 家设有整形美容专业的医疗机构中，公立医疗机构 79 家，民营医疗机构 22 家；西医医疗机构 96 家，中医相关医疗机构 5 家；综合性医疗机构 99 家，专科医疗机构 2 家（1 家为非整形美容专业专科医疗机构，1 家为整形美容专业专科医疗机构）。

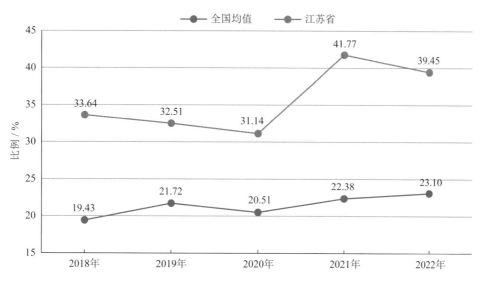

图 2-7-122　2018—2022 年国家医疗质量管理与控制信息网江苏省设有整形美容专业的医疗机构占比情况

**（二）基本信息指标数据**

年末科室护医比涉及年末科室医师总人数、科室美容主诊医师总人数以及科室护士总人数。江苏省整形美容专业医师总人数数据共填报 5 年，其年末科室在职医师数量的逐年全国占比见图 2-7-123。2022 年，江苏省年末科室在职医师共 714 人，美容主诊医师共 421 人，在职护士共 844 人，对应的护医比 1 和护医比 2 见图 2-7-124，可见江苏省护医比与全国均值相近。

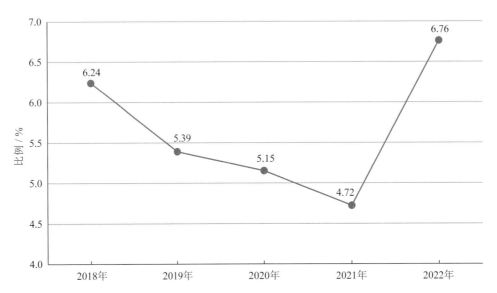

图 2-7-123 2018—2022 年国家医疗质量管理与控制信息网江苏省整形美容专业医师数量全国占比情况

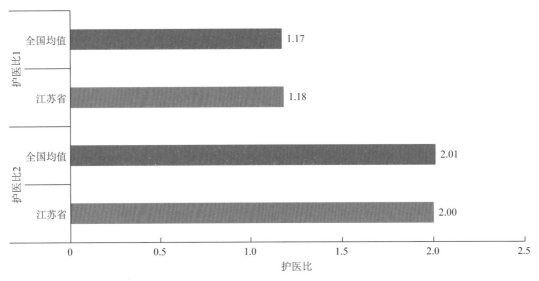

护医比 1 指护士总人数与年末科室医师总人数的比值；护医比 2 指护士总人数与年末科室美容主诊医师总人数的比值。

图 2-7-124 2022 年国家医疗质量管理与控制信息网江苏省整形美容专业护医比

2018—2022 年江苏省整形美容专业医师学位占比及与全国均值比较情况见图 2-7-125，可见江苏省医师学位中硕士学位占比最高，其次是学士学位，学士以下学位占比低于全国均值。

2018—2022 年江苏省整形美容医师专业背景占比及与全国均值比较情况见图 2-7-126，可见江苏省从事整形美容工作的医师以整形专业出身占比较高，数据与全国均值相近。

2022 年，江苏省设有整形美容专业的医疗机构开放床位数总量为 115 204 张，其中整形美容科室开放床位总量为 1194 张，占比为 1.04%，略低于全国均值（1.17%）。

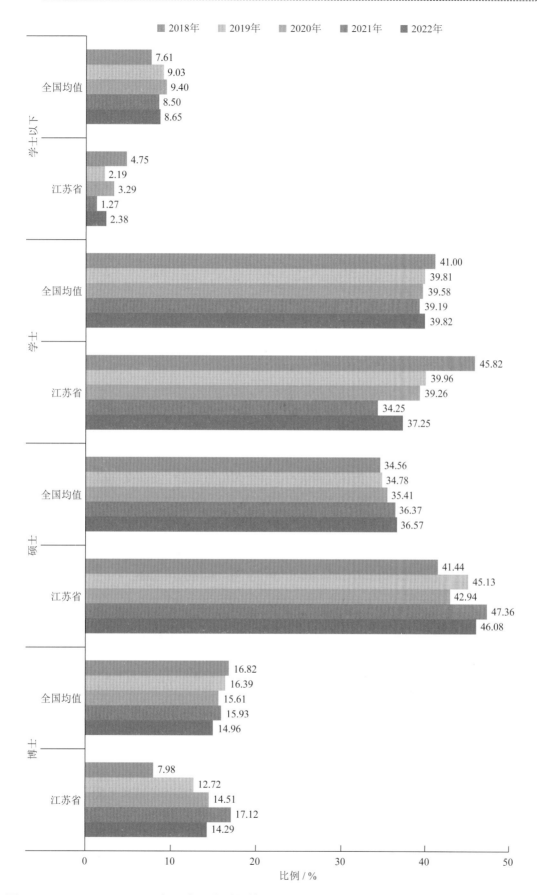

图 2-7-125　2018—2022 年国家医疗质量管理与控制信息网江苏省整形美容专业医师学位情况

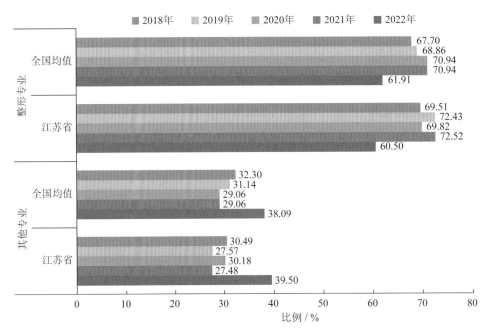

图 2-7-126 2018—2022年国家医疗质量管理与控制信息网江苏省整形美容专业医师专业背景情况

### （三）病房相关指标数据

2022年江苏省整形美容专业病房收治患者总人数为 25 793 人次，占全国总数量的 6.97%。2019—2022年江苏省设有整形美容专业的医疗机构病房患者中，创伤性疾病患者占比较高，且高于全国均值，先天性疾病患者占比低于全国均值，美容性需求占比与全国均值相近（图 2-7-127）。

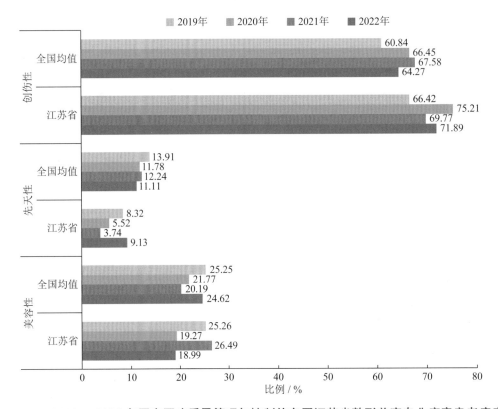

图 2-7-127 2019—2022年国家医疗质量管理与控制信息网江苏省整形美容专业病房患者疾病类型分布

在整形美容专业医疗机构住院患者Ⅰ类切口围手术期抗生素使用率方面，江苏省的数据为26.41%，高于全国均值（16.98%）；在Ⅰ类切口手术感染率方面，江苏省的数据为1.22%，高于全国均值（0.39%）。

**（四）门诊相关指标数据**

在整形美容专业门诊指标数据方面，2022年江苏省整形美容专业门诊量总计813 199人次，占全国门诊量的5.58%。在门诊治疗类型方面，江苏省门诊患者接受传统手术的占比较高，接受光电项目的占比低于全国均值，而接受注射操作的占比高于全国均值（图2-7-128）。

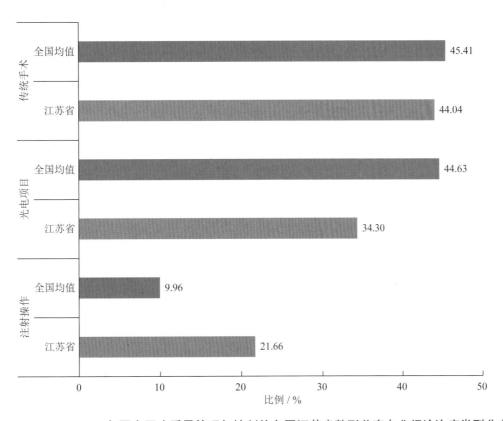

图2-7-128　2022年国家医疗质量管理与控制信息网江苏省整形美容专业门诊治疗类型分布

2022年，江苏省接受门诊生物材料注射操作的患者中，生物材料单次注射支数≥3支的患者占比为5.86%，低于全国均值（6.87%）；门诊生物材料注射相关并发症患者接诊人数为577人，占全国总数量的6.41%。

**（五）专业协同指标数据**

在协同指标方面，江苏省2022年设有整形美容专业的101家医疗机构中，应用电子病历系统的医疗机构有96家，占比为95.05%，高于全国均值（87.35%）。麻醉医师协助手术量占比方面，江苏省14.73%的整形美容相关治疗由麻醉医师协助，高于全国均值（12.63%）。

## 十七、江西省质控指标数据分析

**（一）医疗机构填报 NCIS 系统情况**

江西省自2018年开始参与填报NCIS系统整形美容专业指标数据，2018—2022年5年期间江西省医疗机构填报NCIS系统情况见图2-7-129，其中2022年的填报比例最高，达到96.40%。

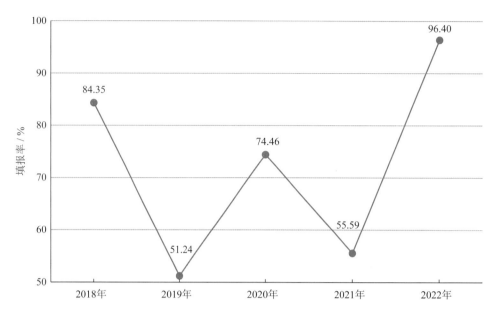

图 2-7-129　2018—2022 年江西省医疗机构国家医疗质量管理与控制信息网填报率变化趋势

以 2022 年为例，江西省需要进行 NCIS 系统填报的医疗机构共计 250 家，其中 241 家（96.40%）医疗机构完成了填报任务。在 241 家完成填报的医疗机构中，设有整形美容专业的医疗机构共计 36 家，占比为 14.94%。图 2-7-130 显示了 2018—2022 年江西省设有整形美容专业的医疗机构占比与全国均值的比较，可见江西省近 5 年整形美容专业医疗机构的占比低于全国均值，但整体呈上升趋势。

江西省填报 NCIS 系统的 36 家设有整形美容专业的医疗机构中，公立医疗机构 34 家，民营医疗机构 2 家；西医医疗机构 34 家，中医相关医疗机构 2 家；综合性医疗机构 34 家，专科医疗机构 2 家（均为非整形美容专业专科医疗机构）。

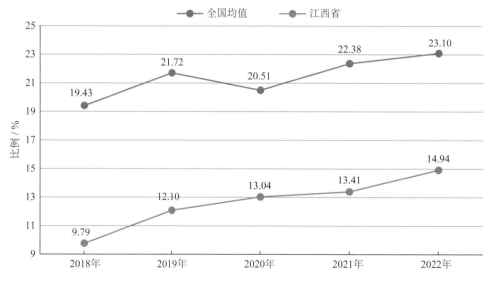

图 2-7-130　2018—2022 年国家医疗质量管理与控制信息网江西省设置整形美容专业的医疗机构占比情况

**（二）基本信息指标数据**

年末科室护医比涉及年末科室医师总人数、科室美容主诊医师总人数以及科室护士总人数。江西省整形美容专业医师总人数数据共填报 5 年，其年末科室在职医师数量的逐年全国占比见图 2-7-131。2022 年，江西省年末科室在职医师共 201 人，美容主诊医师共 116 人，在职护士共 216 人，对应的护医比 1 和护医比 2 见图 2-7-132，可见江西省护医比低于全国均值。

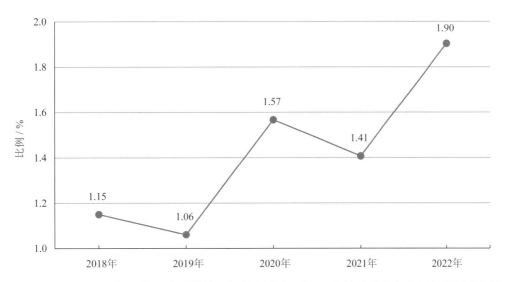

图 2-7-131　2018—2022 年国家医疗质量管理与控制信息网江西省整形美容专业医师数量全国占比情况

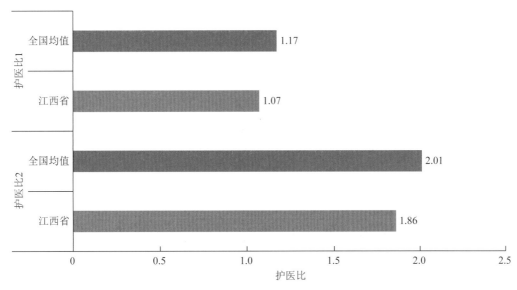

护医比 1 指护士总人数与年末科室医师总人数的比值；护医比 2 指护士总人数与年末科室美容主诊医师总人数的比值。

图 2-7-132　2022 年国家医疗质量管理与控制信息网江西省整形美容专业护医比

　　2018—2022 年江西省整形美容专业医师学位占比及与全国均值比较情况见图 2-7-133，可见江西省医师学位以学士学位和硕士学位居多，博士学位的占比相对较低，部分年份学位占比数据波动较大。

　　2018—2022 年江西省整形美容医师专业背景占比及与全国均值比较情况见图 2-7-134，可见江西省从事整形美容工作的医师以整形专业出身居多，专业背景占比与全国均值相近。

　　2022 年，江西省设有整形美容专业的医疗机构开放床位数总量为 37 004 张，其中整形美容科室开放床位总量为 399 张，占比为 1.08%，略低于全国均值（1.17%）。

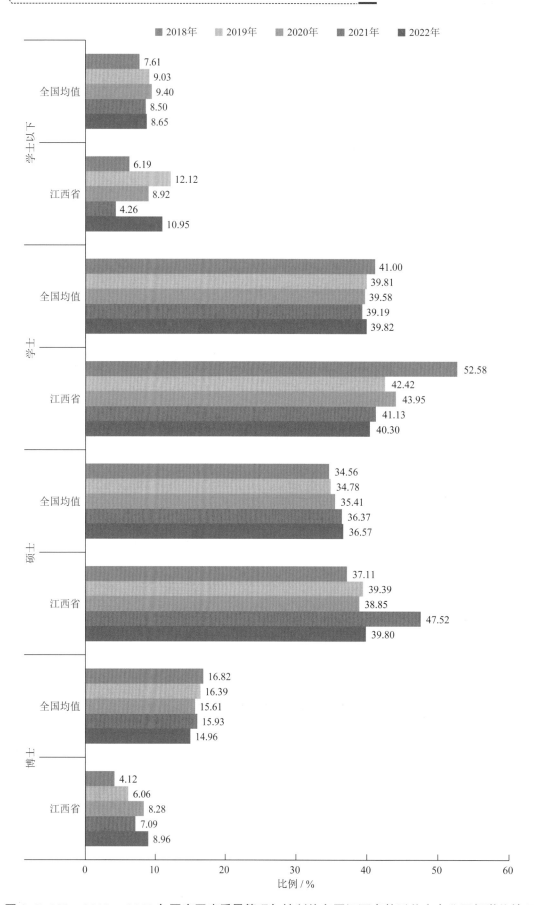

图 2-7-133 2018—2022 年国家医疗质量管理与控制信息网江西省整形美容专业医师学位情况

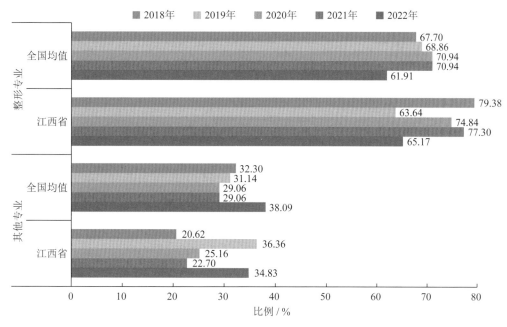

图 2-7-134　2018—2022 年国家医疗质量管理与控制信息网江西省整形美容专业医师专业背景情况

**（三）病房相关指标数据**

2022 年江西省整形美容专业病房收治患者总数量为 4850 人次，占全国总数量的 1.31%。2019—2022 年江西省设有整形美容专业的医疗机构病房患者中，创伤性疾病患者占比较高，先天性疾病患者占比高于全国均值，美容性需求占比低于全国均值（图 2-7-135）。

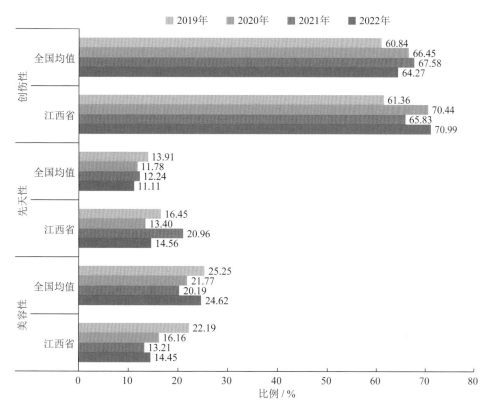

图 2-7-135　2019—2022 年国家医疗质量管理与控制信息网江西省整形美容专业病房患者疾病类型分布

在整形美容专业医疗机构住院患者I类切口围手术期抗生素使用率方面，江西省的数据为8.52%，低于全国均值（16.98%）；在I类切口手术感染率方面，江西省的数据为0.51%，高于全国均值（0.39%）。

**（四）门诊相关指标数据**

在整形美容专业门诊指标数据方面，2022年江西省整形美容专业门诊量总计213 870人次，占全国门诊量的1.47%。在门诊治疗类型方面，江西省门诊患者接受光电项目治疗的占比最高，达到了62.77%，远高于全国均值，而传统手术及注射操作的占比低于全国均值（图2-7-136）。

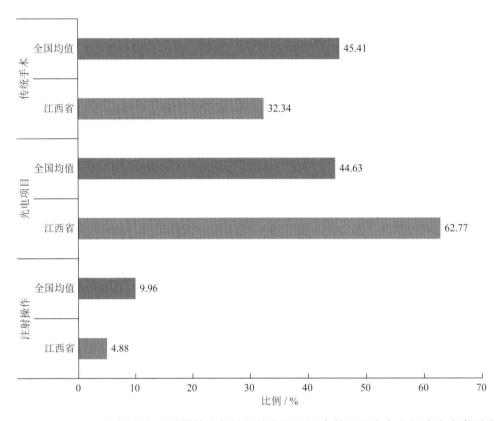

图2-7-136　2022年国家医疗质量管理与控制信息网江西省整形美容专业门诊治疗类型分布

2022年，江西省接受门诊生物材料注射操作的患者中，生物材料单次注射支数≥3支的患者占比为2.78%，低于全国均值（6.87%）；门诊生物材料注射相关并发症患者接诊人数为203人，占全国总数量的2.26%。

**（五）专业协同指标数据**

在协同指标方面，江西省2022年设有整形美容专业的36家医疗机构中，应用电子病历系统的医疗机构共计29家，占比为80.56%，低于全国均值（87.35%）。麻醉医师协助手术量占比方面，江西省11.12%的整形美容相关治疗由麻醉医师协助，低于全国均值（12.63%）。

## 十八、辽宁省质控指标数据分析

**（一）医疗机构填报 NCIS 系统情况**

辽宁省自2018年开始参与填报NCIS系统整形美容专业指标数据，2018—2022年5年期间辽宁省医疗机构填报NCIS系统情况见图2-7-137，其中2022年的填报比例最高，达到95.33%。

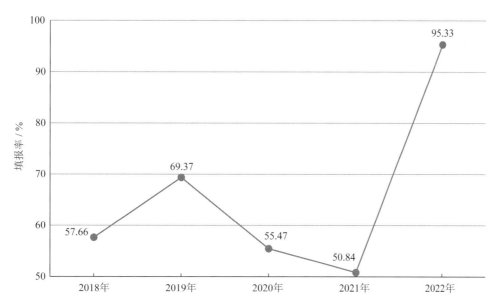

图 2-7-137　2018—2022 年辽宁省医疗机构国家医疗质量管理与控制信息网填报率变化趋势

以 2022 年为例，辽宁省需要进行 NCIS 系统填报的医疗机构共计 300 家，其中 286 家（95.33%）医疗机构完成了填报任务。在 286 家完成填报的医疗机构中，设有整形美容专业的医疗机构共计 50 家，占比为 17.48%。图 2-7-138 显示了 2018—2022 年辽宁省设有整形美容专业的医疗机构占比与全国均值的比较，可见辽宁省近 5 年整形美容专业医疗机构的占比低于全国均值，趋势相对稳定。

辽宁省填报 NCIS 系统的 50 家设有整形美容专业的医疗机构中，公立医疗机构 43 家，民营医疗机构 7 家；西医医疗机构 50 家，中医相关医疗机构 0 家；综合性医疗机构 48 家，专科医疗机构 2 家（1 家为非整形美容专业专科医疗机构，1 家为整形美容专业专科医疗机构）。

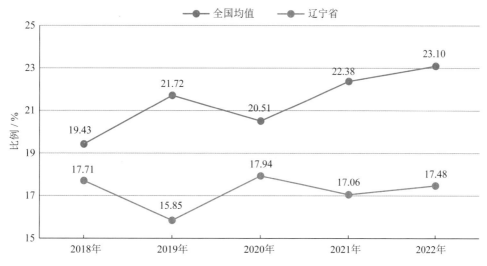

图 2-7-138　2018—2022 年国家医疗质量管理与控制信息网辽宁省设有整形美容专业的医疗机构占比情况

## （二）基本信息指标数据

年末科室护医比涉及年末科室医师总人数、科室美容主诊医师总人数以及科室护士总人数。辽宁省整形美容专业医师总人数数据共填报 5 年，其年末科室在职医师数量的逐年全国占比见图 2-7-139。

2022年，辽宁省年末科室在职医师共289人，美容主诊医师共167人，在职护士共314人，对应的护医比1和护医比2见图2-7-140，可见辽宁省护医比低于全国均值。

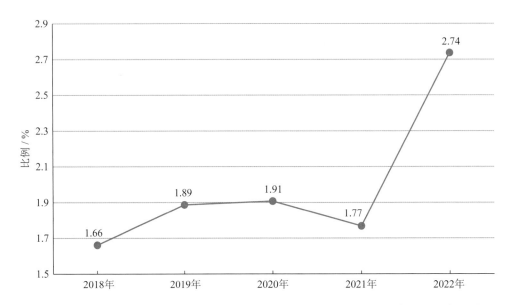

图2-7-139 2018—2022年国家医疗质量管理与控制信息网辽宁省整形美容专业医师数量全国占比情况

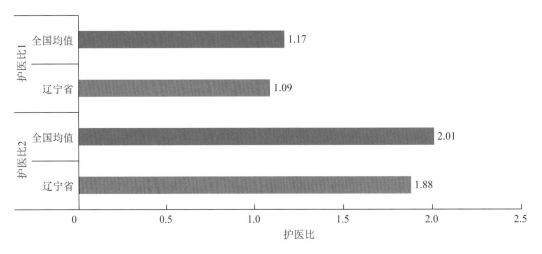

护医比1指护士总人数与年末科室医师总人数的比值；护医比2指护士总人数与年末科室美容主诊医师总人数的比值。

图2-7-140 2022年国家医疗质量管理与控制信息网辽宁省整形美容专业护医比

2018—2022年辽宁省整形美容专业医师学位占比及与全国均值比较情况见图2-7-141，可见辽宁省医师学位中学士学位最多，其次是硕士学位和博士学位，学士以下学位的占比最低。

2018—2022年辽宁省整形美容医师专业背景占比及与全国均值比较情况见图2-7-142，可见辽宁省从事整形美容工作的医师以整形专业出身居多，但整形专业出身的占比呈现逐年下降趋势，反之其他专业出身医师的占比逐年递增。

2022年，辽宁省设有整形美容专业的医疗机构开放床位数总量为50 654张，其中整形美容科室开放床位总量为462张，占比为0.91%，低于全国均值（1.17%）。

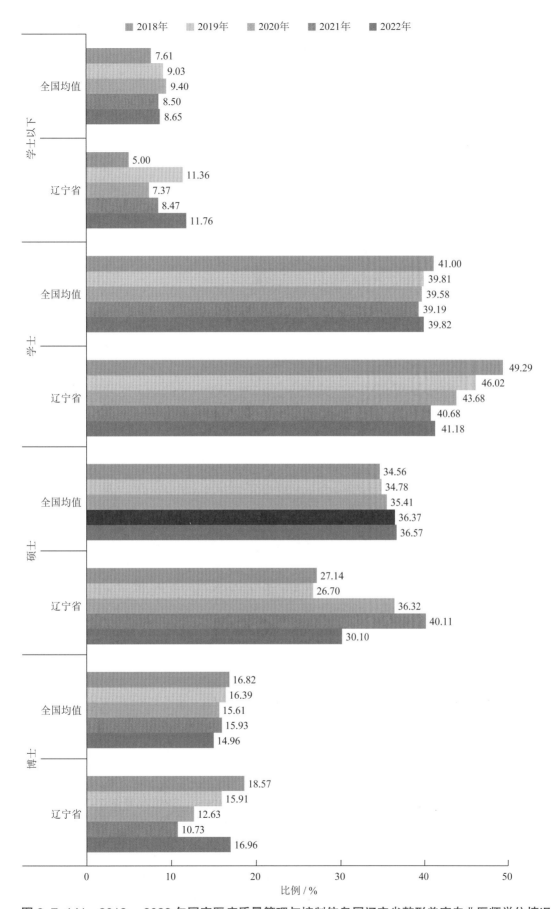

图 2-7-141　2018—2022 年国家医疗质量管理与控制信息网辽宁省整形美容专业医师学位情况

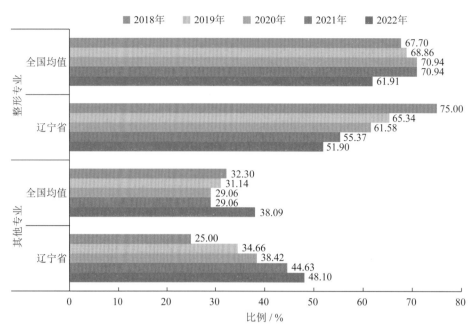

图 2-7-142　2018—2022 年国家医疗质量管理与控制信息网辽宁省整形美容专业医师专业背景情况

### （三）病房相关指标数据

2022 年辽宁省整形美容专业病房收治患者总数量为 7400 人次，占全国总数量的 2.00%。2019—2022 年辽宁省设有整形美容专业的医疗机构病房患者中，创伤性疾病患者占比较高，先天性疾病患者占比低于全国均值，美容性需求占比近年来波动较大（图 2-7-143）。

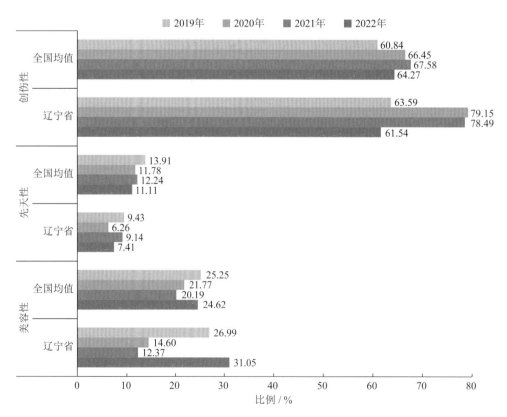

图 2-7-143　2019—2022 年国家医疗质量管理与控制信息网辽宁省整形美容专业病房患者疾病类型分布

在整形美容专业医疗机构住院患者 I 类切口围手术期抗生素使用率方面，辽宁省的数据为 8.16%，低于全国均值（16.98%）；在 I 类切口手术感染率方面，辽宁省的数据为 0.22%，低于全国均值（0.39%）。

**（四）门诊相关指标数据**

在整形美容专业门诊指标数据方面，2022 年辽宁省整形美容专业门诊量总计 337 835 人次，占全国门诊量的 2.32%。在门诊治疗类型方面，辽宁省门诊治疗中传统手术占比最高，与全国均值相近，光电项目占比低于全国均值，而注射操作占比高于全国均值（图 2-7-144）。

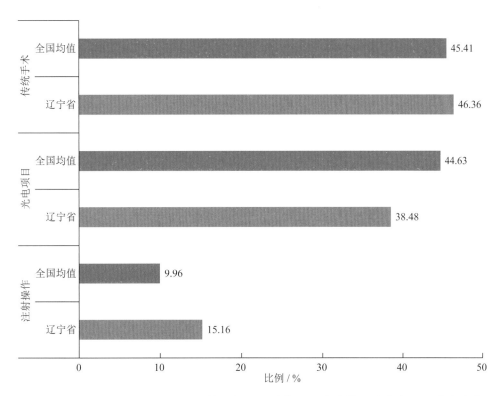

图 2-7-144　2022 年国家医疗质量管理与控制信息网辽宁省整形美容专业门诊治疗类型分布

辽宁省接受门诊生物材料注射操作的患者中，生物材料单次注射支数 ≥3 支的患者占比为 4.55%，低于全国均值（6.87%）；门诊生物材料注射相关并发症患者接诊人数为 701 人，占全国总数的 7.79%。

**（五）专业协同指标数据**

在协同指标方面，辽宁省 2022 年设有整形美容专业的 50 家医疗机构中，应用电子病历系统的医疗机构共计 38 家，占比为 76.00%，低于全国均值（87.35%）。麻醉医师协助手术量占比方面，辽宁省 9.11% 的整形美容相关治疗由麻醉医师协助，低于全国均值（12.63%）。

## 十九、内蒙古自治区质控指标数据分析

### （一）医疗机构填报 NCIS 系统情况

内蒙古自治区自 2018 年开始参与填报 NCIS 系统整形美容专业指标数据，2018—2022 年 5 年期间内蒙古自治区医疗机构填报 NCIS 系统情况见图 2-7-145，其中 2022 年的填报比例最高，达到 99.48%。

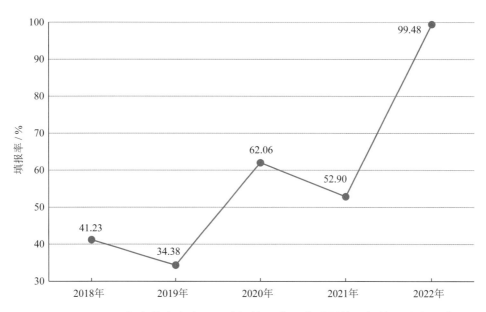

图 2-7-145 2018—2022 年内蒙古自治区医疗机构国家医疗质量管理与控制信息网填报率变化趋势

以 2022 年为例，内蒙古自治区需要进行 NCIS 系统填报的医疗机构共计 193 家，其中 192 家（99.48%）医疗机构完成了填报任务。在 192 家完成填报的医疗机构中，设有整形美容专业的医疗机构共计 36 家，占比为 18.75%。图 2-7-146 显示了 2018—2022 年内蒙古自治区设有整形美容专业的医疗机构占比与全国均值的比较，可见内蒙古自治区近 5 年整形美容专业医疗机构的占比波动较大。

内蒙古自治区填报 NCIS 系统的 36 家设有整形美容专业的医疗机构中，公立医疗机构 34 家，民营医疗机构 2 家；西医医疗机构 34 家，中医相关医疗机构 2 家；综合性医疗机构 33 家，专科医疗机构 3 家（1 家为非整形美容专业专科医疗机构，2 家为整形美容专业专科医疗机构）。

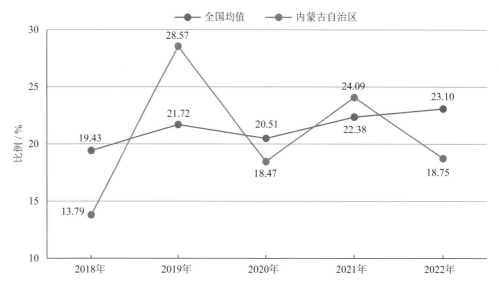

图 2-7-146 2018—2022 年国家医疗质量管理与控制信息网内蒙古自治区设有整形美容专业的
医疗机构占比情况

**（二）基本信息指标数据**

年末科室护医比涉及年末科室医师总人数、科室美容主诊医师总人数以及科室护士总人数。内蒙古自治区整形美容专业医师总人数数据共填报 5 年，其年末科室在职医师数量的逐年全国占比见图 2-7-147。

2022 年，内蒙古自治区年末科室在职医师共 168 人，美容主诊医师共 91 人，在职护士共 171 人，对应的护医比 1 和护医比 2 见图 2-7-148，可见内蒙古自治区护医比低于全国均值。

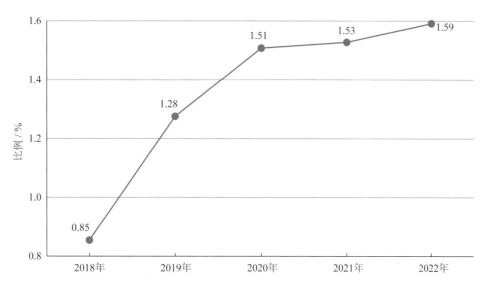

图 2-7-147　2018—2022 年国家医疗质量管理与控制信息网内蒙古自治区整形美容专业医师数量全国占比情况

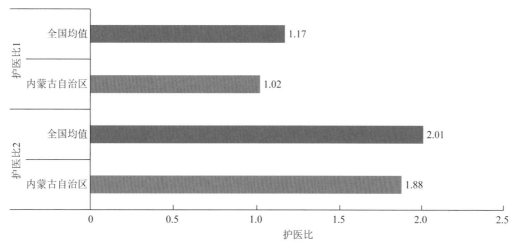

护医比 1 指护士总人数与年末科室医师总人数的比值；护医比 2 指护士总人数与年末科室美容主诊医师总人数的比值。

图 2-7-148　2022 年国家医疗质量管理与控制信息网内蒙古自治区整形美容专业护医比

2018—2022 年内蒙古自治区整形美容专业医师学位占比及与全国均值比较情况见图 2-7-149，可见内蒙古自治区医师学位占比以学士学位最高，其次是硕士学位和学士以下学位，博士学位占比最低。

2018—2022 年内蒙古自治区整形美容医师专业背景占比及与全国均值比较情况见图 2-7-150，可见内蒙古自治区从事整形美容工作的医师以整形专业出身居多，但其占比低于全国均值，其他专业出身医师的占比高于全国均值。

2022 年，内蒙古自治区设有整形美容专业的医疗机构开放床位数总量为 27 433 张，其中整形美容科室开放床位总量为 214 张，占比为 0.78%，低于全国均值（1.17%）。

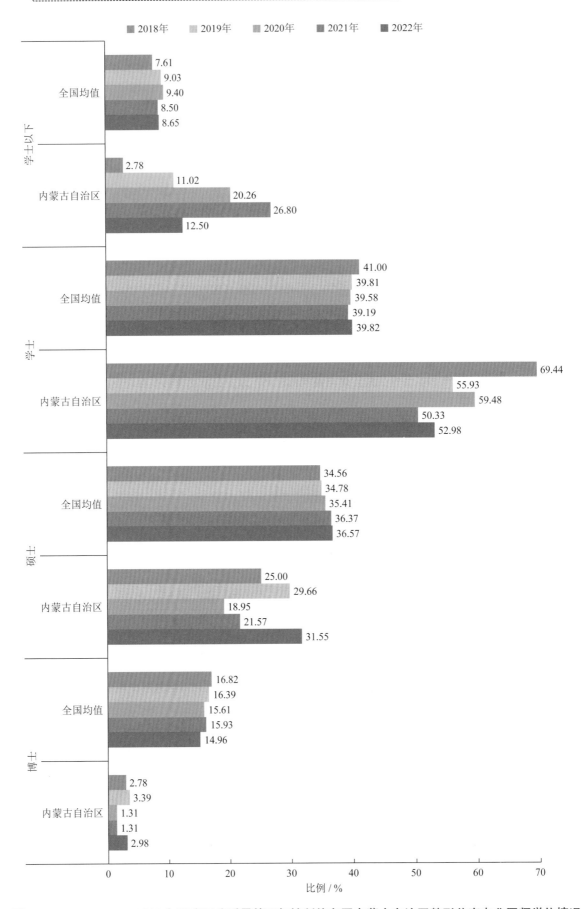

图 2-7-149 2018—2022 年国家医疗质量管理与控制信息网内蒙古自治区整形美容专业医师学位情况

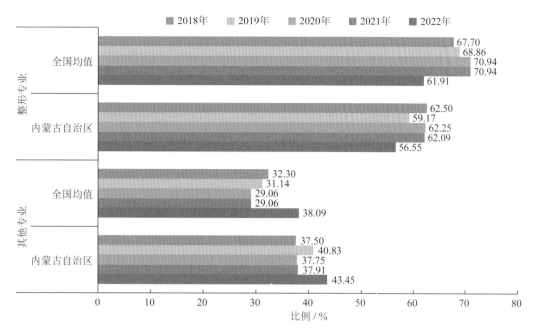

图 2-7-150　2018—2022 年国家医疗质量管理与控制信息网内蒙古自治区整形美容专业医师专业背景情况

**（三）病房相关指标数据**

2022 年内蒙古自治区整形美容专业病房收治患者总数量为 3222 人次，占全国总数量的 0.87%。2019—2022 年内蒙古自治区设有整形美容专业的医疗机构病房患者中，创伤性疾病患者占比较高，高于全国均值，先天性疾病患者和美容性需求占比低于全国均值（图 2-7-151）。

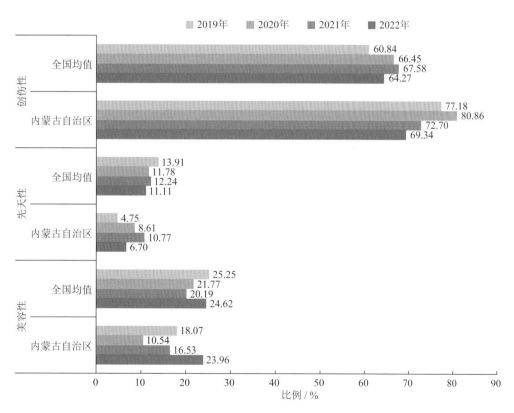

图 2-7-151　2019—2022 年国家医疗质量管理与控制信息网内蒙古自治区整形美容专业
病房患者疾病类型分布

在整形美容专业医疗机构住院患者Ⅰ类切口围手术期抗生素使用率方面，内蒙古自治区的数据为10.83%，低于全国均值（16.98%）；在Ⅰ类切口手术感染率方面，内蒙古自治区的数据为0.06%，低于全国均值（0.39%）。

**（四）门诊相关指标数据**

在整形美容专业门诊指标数据方面，2022年内蒙古自治区整形美容专业门诊量总计127 944人次，占全国门诊量的0.88%。在门诊治疗类型方面，内蒙古自治区门诊患者接受光电项目治疗的占比最高，且高于全国均值，接受传统手术的占比低于全国均值，而接受注射操作的占比与全国均值相近（图2-7-152）。

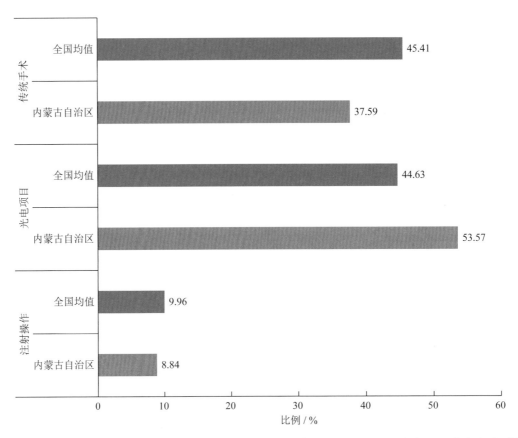

图2-7-152 2022年国家医疗质量管理与控制信息网内蒙古自治区整形美容专业门诊治疗类型分布

内蒙古自治区接受门诊生物材料注射操作的患者中，生物材料单次注射支数≥3支的患者占比为8.95%，高于全国均值（6.87%）；门诊生物材料注射相关并发症患者接诊人数为139人，占全国总数量的1.54%。

**（五）专业协同指标数据**

在协同指标方面，内蒙古自治区2022年设有整形美容专业的36家医疗机构中，应用电子病历系统的医疗机构共计27家，占比为75.00%，低于全国均值（87.35%）。麻醉医师协助手术量占比方面，内蒙古自治区9.35%的整形美容相关治疗由麻醉医师协助，低于全国均值（12.63%）。

## 二十、宁夏回族自治区质控指标数据分析

**（一）医疗机构填报NCIS系统情况**

宁夏回族自治区自2018年开始参与填报NCIS系统整形美容专业指标数据，2018—2022年5年期间宁夏回族自治区医疗机构填报NCIS的情况见图2-7-153，其中2022年的填报比例最高，达到86.36%。

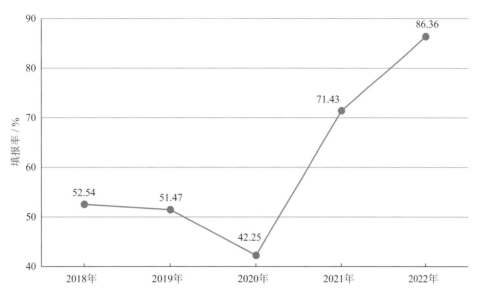

图 2-7-153　2018—2022 年宁夏回族自治区医疗机构国家医疗质量管理与控制信息网填报率变化趋势

以 2022 年为例，宁夏回族自治区需要进行 NCIS 系统填报的医疗机构共计 66 家，其中 57 家（86.36%）医疗机构完成了填报任务。在 57 家完成填报的医疗机构中，设有整形美容专业的医疗机构共计 8 家，占比为 14.04%。图 2-7-154 显示了 2018—2022 年宁夏回族自治区设有整形美容专业的医疗机构占比与全国均值的比较，可见宁夏回族自治区近 5 年整形美容专业医疗机构的占比低于全国均值。

宁夏回族自治区填报 NCIS 系统的 8 家设有整形美容专业的医疗机构中，公立医疗机构 8 家，民营医疗机构 0 家；西医医疗机构 7 家，中医相关医疗机构 1 家；综合性医疗机构 8 家，专科医疗机构 0 家。

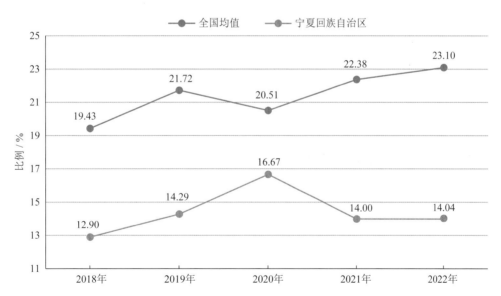

图 2-7-154　2018—2022 年国家医疗质量管理与控制信息网宁夏回族自治区设有整形美容专业的
医疗机构占比情况

## （二）基本信息指标数据

年末科室护医比涉及年末科室医师总人数、科室美容主诊医师总人数以及科室护士总人数。宁夏回族自治区整形美容专业医师总人数数据共填报 5 年，其年末科室在职医师数量的逐年全国占比见图 2-7-155。

2022年，宁夏回族自治区年末科室在职医师共90人，美容主诊医师共49人，在职护士共98人，对应的护医比1和护医比2见图2-7-156，可见宁夏回族自治区护医比1水平低于全国均值，护医比2水平与全国均值相近。

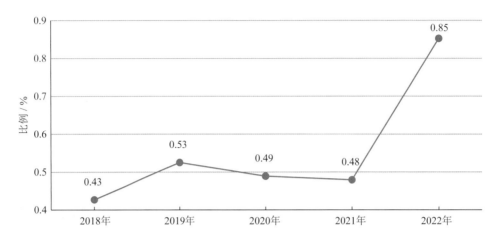

图2-7-155 2018—2022年国家医疗质量管理与控制信息网宁夏回族自治区整形美容专业医师数量全国占比情况

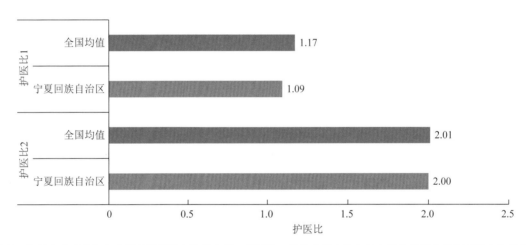

护医比1指护士总人数与年末科室医师总人数的比值；护医比2指护士总人数与年末科室美容主诊医师总人数的比值。

图2-7-156 2022年国家医疗质量管理与控制信息网宁夏回族自治区整形美容专业护医比

2018—2022年宁夏回族自治区整形美容专业医师学位占比及与全国均值比较情况见图2-7-157，可见宁夏回族自治区的医师学位中学士学位最多，其次是硕士学位，学士以下学位和博士学位的占比相对较低。

2018—2022年宁夏回族自治区整形美容医师专业背景占比及与全国均值比较情况见图2-7-158，可见宁夏回族自治区从事整形美容工作的医师以整形专业出身占比较高，但近年来，该比例整体呈现下降趋势，而其他专业出身医师的占比有上升趋势。

2022年，宁夏回族自治区设有整形美容专业的医疗机构开放床位数总量为8427张，其中整形美容科室开放床位总量为206张，占比为2.44%，高于全国均值（1.17%）。

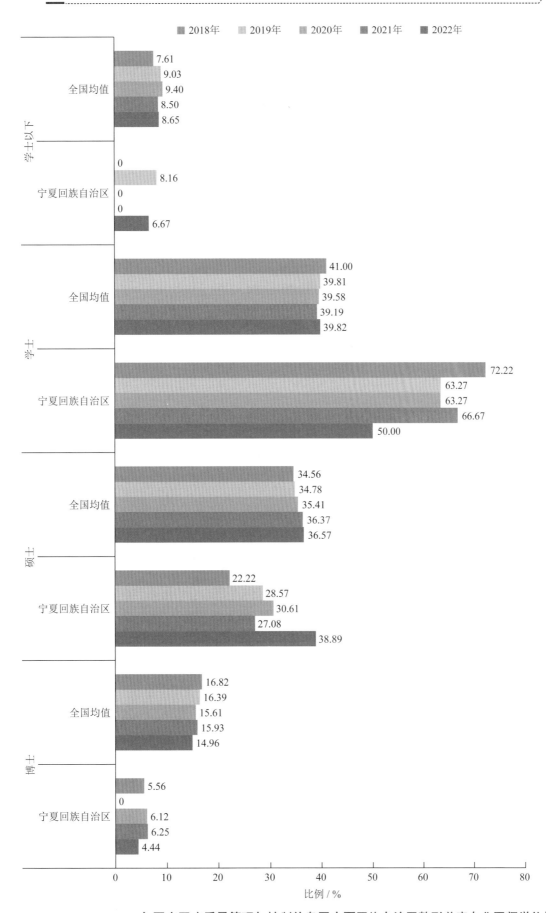

图 2-7-157　2018—2022 年国家医疗质量管理与控制信息网宁夏回族自治区整形美容专业医师学位情况

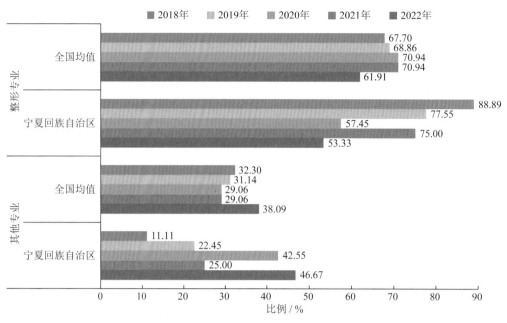

图 2-7-158　2018—2022 年国家医疗质量管理与控制信息网宁夏回族自治区
整形美容专业医师专业背景情况

### （三）病房相关指标数据

2022 年宁夏回族自治区整形美容专业病房收治患者总数量为 2445 人次，占全国总数量的 0.66%。
2019—2022 年宁夏回族自治区设有整形美容专业的医疗机构病房患者中，创伤性疾病患者占比较高，且
高于全国均值，先天性疾病患者和美容性需求占比低于全国均值（图 2-7-159）。

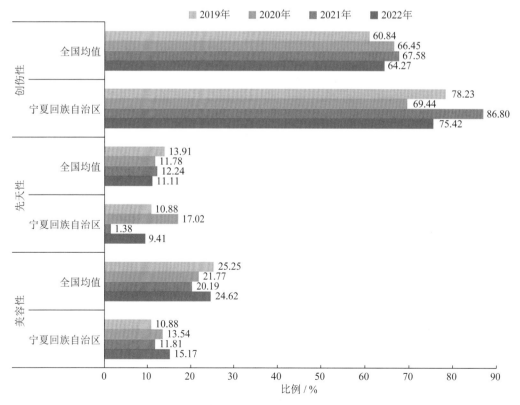

图 2-7-159　2019—2022 年国家医疗质量管理与控制信息网宁夏回族自治区
整形美容专业病房患者疾病类型分布

在整形美容专业医疗机构住院患者Ⅰ类切口围手术期抗生素使用率方面，宁夏回族自治区的数据为1.93%，低于全国均值（16.98%）；在Ⅰ类切口手术感染率方面，宁夏回族自治区的数据为1.06%，高于全国均值（0.39%）。

**（四）门诊相关指标数据**

在整形美容专业门诊指标数据方面，2022年宁夏回族自治区整形美容专业门诊量总计101 936人次，占全国门诊量的0.70%。在门诊治疗类型方面，宁夏回族自治区门诊以传统手术的占比最高，且高于全国均值，注射操作的占比低于全国均值，而光电项目的占比与全国均值相近（图2-7-160）。

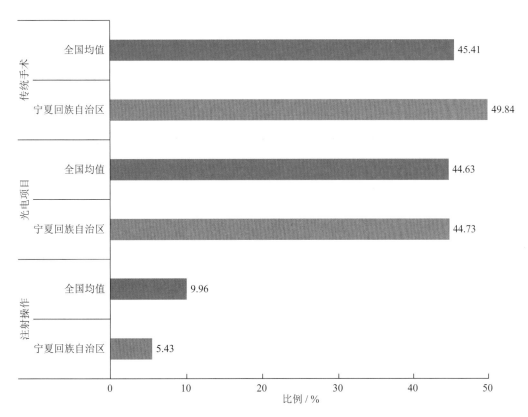

图2-7-160　2022年国家医疗质量管理与控制信息网宁夏回族自治区整形美容专业门诊治疗类型分布

2022年，宁夏回族自治区接受门诊生物材料注射操作的患者中，生物材料单次注射支数≥3支的患者占比为1.50%，低于全国均值（6.87%）；门诊生物材料注射相关并发症患者接诊人数为58人次，占全国总数的0.64%。

**（五）专业协同指标数据**

在协同指标方面，宁夏回族自治区2022年设有整形美容专业的8家医疗机构全部应用电子病历系统，比例（100%）高于全国均值（87.35%）。麻醉医师协助手术量占比方面，宁夏回族自治区29.92%的整形美容相关治疗由麻醉医师协助，高于全国均值（12.63%）。

## 二十一、青海省质控指标数据分析

### （一）医疗机构填报 NCIS 系统情况

青海省自2018年开始参与填报NCIS系统整形美容专业指标数据，2018—2022年5年期间青海省医疗机构填报NCIS系统情况见图2-7-161，其中2022年的填报比例最高，达到78.08%。

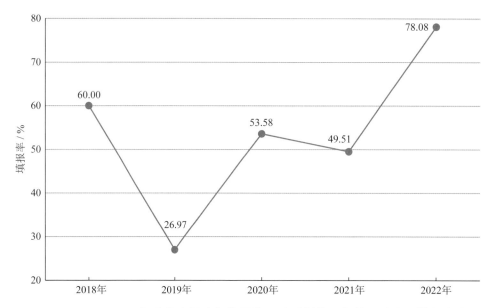

图 2-7-161　2018—2022 年青海省医疗机构国家医疗质量管理与控制信息网填报率变化趋势

以 2022 年为例，青海省需要进行 NCIS 系统填报的医疗机构共计 73 家，其中 57 家（78.08%）医疗机构完成了填报任务。在 57 家完成填报的医疗机构中，设有整形美容专业的医疗机构共计 5 家，占比为 8.77%。图 2-7-162 显示了 2018—2022 年青海省设有整形美容专业的医疗机构占比与全国均值的比较，可见青海省近 5 年整形美容专业医疗机构的占比低于全国均值。

青海省填报 NCIS 系统的 5 家设有整形美容专业的医疗机构中，公立医疗机构 4 家，民营医疗机构 1 家；西医医疗机构 5 家，中医相关医疗机构 0 家；综合性医疗机构 5 家，专科医疗机构 0 家。

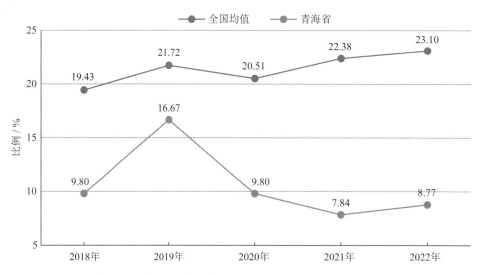

图 2-7-162　2018—2022 年国家医疗质量管理与控制信息网青海省设有整形美容专业的医疗机构占比情况

**（二）基本信息指标数据**

年末科室护医比涉及年末科室医师总人数、科室美容主诊医师总人数以及科室护士总人数。青海省整形美容专业医师总人数数据共填报 5 年，其年末科室在职医师数量的逐年全国占比见图 2-7-163。

2022年，青海省年末科室在职医师共25人，美容主诊医师共10人，在职护士共24人，对应的护医比1和护医比2见图2-7-164，可见青海省护医比1低于全国均值，护医比2高于全国均值。

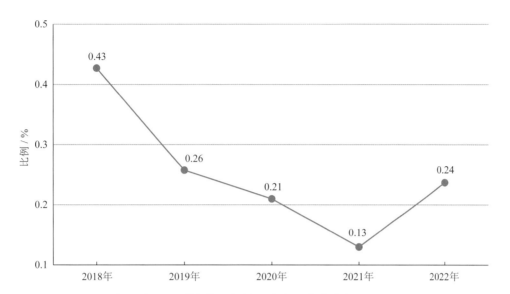

图 2-7-163　2018—2022 年国家医疗质量管理与控制信息网青海省整形美容专业医师数量全国占比情况

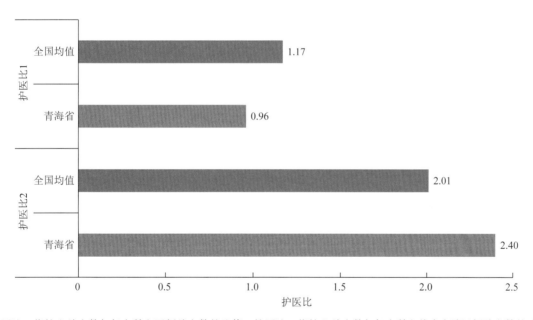

护医比1指护士总人数与年末科室医师总人数的比值；护医比2指护士总人数与年末科室美容主诊医师总人数的比值。

图 2-7-164　2022 年国家医疗质量管理与控制信息网青海省整形美容专业护医比

2018—2022 年青海省整形美容专业医师学位占比及与全国均值比较情况见图 2-7-165，可见青海省医师学位以学士学位占比最高，其次是硕士学位，近年来学士学位占比有所升高，硕士学位占比有所下降。

2018—2022 年青海省整形美容医师专业背景占比及与全国均值比较情况见图 2-7-166，可见青海省从事整形美容工作的医师专业背景占比波动较大，其中其他专业背景医师的占比高于全国均值。

2022 年，青海省设有整形美容专业的医疗机构开放床位数总量为 2319 张，其中整形美容科室开放床位总量为 55 张，占比为 2.37%，高于全国均值（1.17%）。

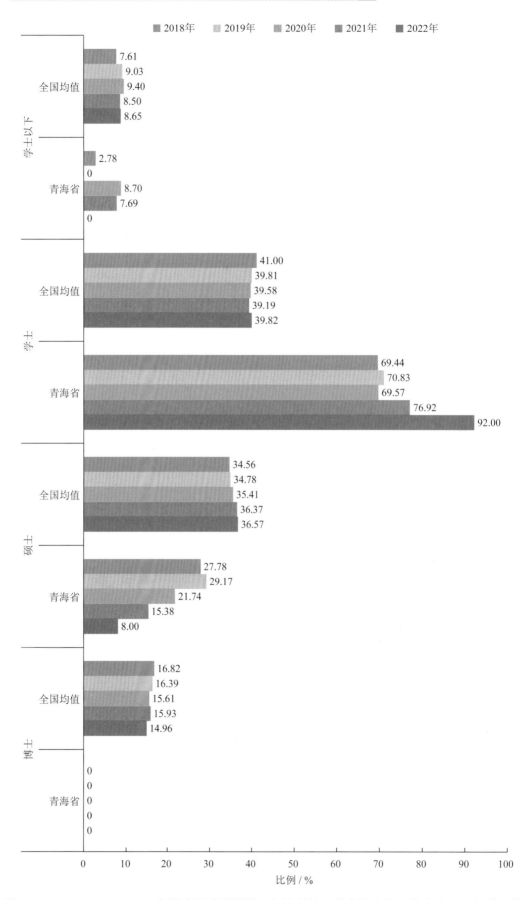

图 2-7-165 2018—2022 年国家医疗质量管理与控制信息网青海省整形美容专业医师学位情况

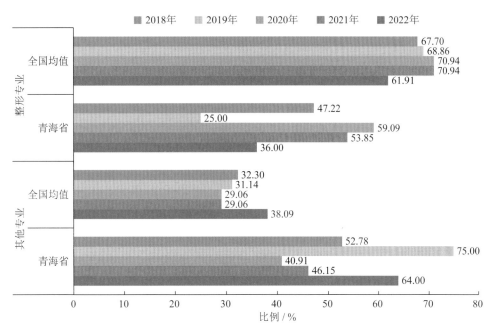

图 2-7-166　2018—2022 年国家医疗质量管理与控制信息网青海省整形美容专业医师专业背景情况

### （三）病房相关指标数据

2022 年青海省整形美容专业病房收治患者总数量为 1030 人次，占全国总量的 0.28%。2019—2022 年青海省设有整形美容专业的医疗机构病房患者中，创伤性疾病患者占比较高，波动也较大，先天性疾病患者和美容性需求占比数据接近，各年份同样存在较大波动（图 2-7-167）。

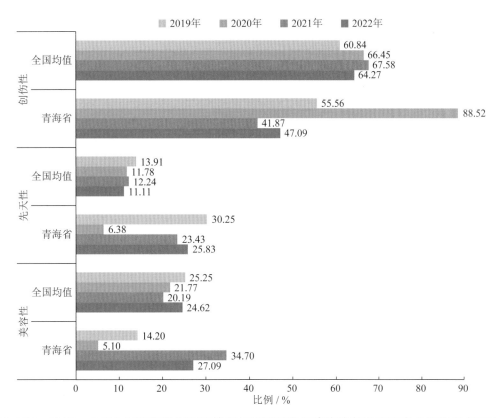

图 2-7-167　2019—2022 年国家医疗质量管理与控制信息网青海省整形美容专业病房患者疾病类型分布

在整形美容专业医疗机构住院患者 I 类切口围手术期抗生素使用率方面，青海省的数据为 1.88%，低于全国均值（16.98%）；在 I 类切口手术感染率方面，青海省的数据为 1.57%，高于全国均值（0.39%）。

**（四）门诊相关指标数据**

在整形美容专业门诊指标数据方面，2022 年青海省整形美容专业门诊量总计 5688 人次，占全国门诊量的 0.04%。在门诊治疗类型方面，青海省门诊患者接受光电项目治疗的占比最高，且高于全国均值，接受传统手术的占比低于全国均值，而接受注射操作的占比与全国均值相近（图 2-7-168）。

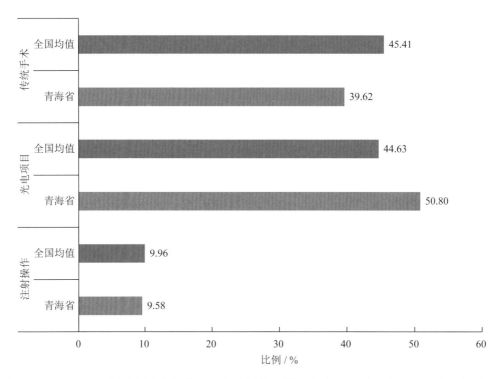

图 2-7-168　2022 年国家医疗质量管理与控制信息网青海省整形美容专业门诊治疗类型分布

青海省接受门诊生物材料注射操作的患者中，生物材料单次注射支数≥3 支的患者占比为 28.57%，高于全国均值（6.87%）；门诊生物材料注射相关并发症患者接诊人数为 11 人，占全国总数的 0.12%。

**（五）专业协同指标数据**

在协同指标方面，青海省 2022 年设有整形美容专业的 5 家医疗机构全部采用电子病历系统，占比为 100%，高于全国均值（87.35%）。麻醉医师协助手术量占比方面，青海省 15.15% 的整形美容相关治疗由麻醉医师协助，高于全国均值（12.63%）。

## 二十二、山东省质控指标数据分析

**（一）医疗机构填报 NCIS 系统情况**

山东省自 2018 年开始参与填报 NCIS 系统整形美容专业指标数据，2018—2022 年 5 年期间山东省医疗机构填报 NCIS 系统的情况见图 2-7-169，其中 2022 年的填报比例最高，达到 85.61%。

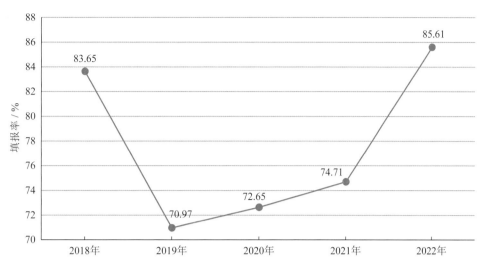

图 2-7-169  2018—2022 年山东省医疗机构国家医疗质量管理与控制信息网填报率变化趋势

以 2022 年为例，山东省需要进行 NCIS 系统填报的医疗机构共计 403 家，其中 345 家（85.61%）医疗机构完成了填报任务。在 345 家完成填报的医疗机构中，设有整形美容专业的医疗机构共计 116 家，占比 33.62%。图 2-7-170 显示了 2018—2022 年山东省设有整形美容专业的医疗机构占比与全国均值的比较，可见山东省近 5 年整形美容专业医疗机构的占比均高于全国均值。

山东省填报 NICS 系统的 116 家设有整形美容专业的医疗机构中，公立医疗机构 106 家，民营医疗机构 10 家；西医医疗机构 110 家，中医相关医疗机构 6 家；综合性医疗机构 111 家，专科医疗机构 5 家（其中 3 家为非整形美容专业专科医疗机构，2 家为整形美容专业专科医疗机构）。

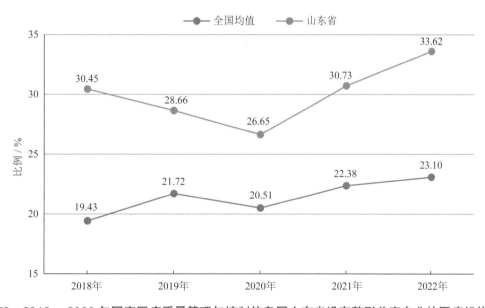

图 2-7-170  2018—2022 年国家医疗质量管理与控制信息网山东省设有整形美容专业的医疗机构占比情况

（二）基本信息指标数据

年末科室护医比涉及年末科室医师总人数、科室美容主诊医师总人数以及科室护士总人数。山东省整形美容专业医师总人数数据共填报 5 年，其年末科室在职医师数量的逐年全国占比见图 2-7-171。2022 年，山东省年末科室在职医师共 684 人，美容主诊医师共 423 人，在职护士共 782 人，对应的护医比 1 和护医比 2 见图 2-7-172，可见山东省护医比 1 略低于全国均值，护医比 2 明显低于全国均值。

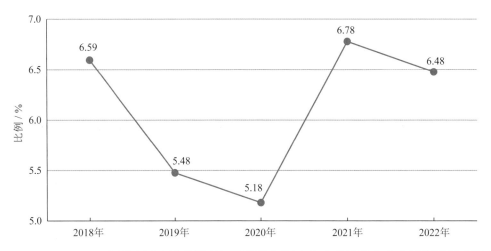

图 2-7-171  2018—2022 年国家医疗质量管理与控制信息网山东省整形美容专业医师数量全国占比情况

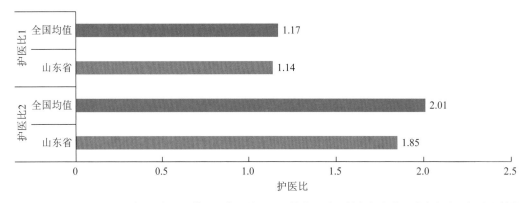

护医比 1 指护士总人数与年末科室医师总人数的比值；护医比 2 指护士总人数与年末科室美容主诊医师总人数的比值。

图 2-7-172  2022 年国家医疗质量管理与控制信息网山东省整形美容专业护医比

2018—2022 年山东省整形美容专业医师学位占比及与全国均值比较情况见图 2-7-173，可见山东省医师学位中学士学位和硕士学位较多，近年来学士以下学位的占比有下降趋势，而博士学位的占比相对稳定。

2018—2022 年山东省整形美容医师专业背景占比及与全国均值比较情况见图 2-7-174，可见山东省从事整形美容工作的医师以整形专业出身居多，其他专业背景的占比在小范围内波动。

2022 年，山东省设有整形美容专业的医疗机构开放床位数总量为 141 086 张，其中整形美容科室开放床位总量为 996 张，占比为 0.71%，低于全国均值（1.17%）。

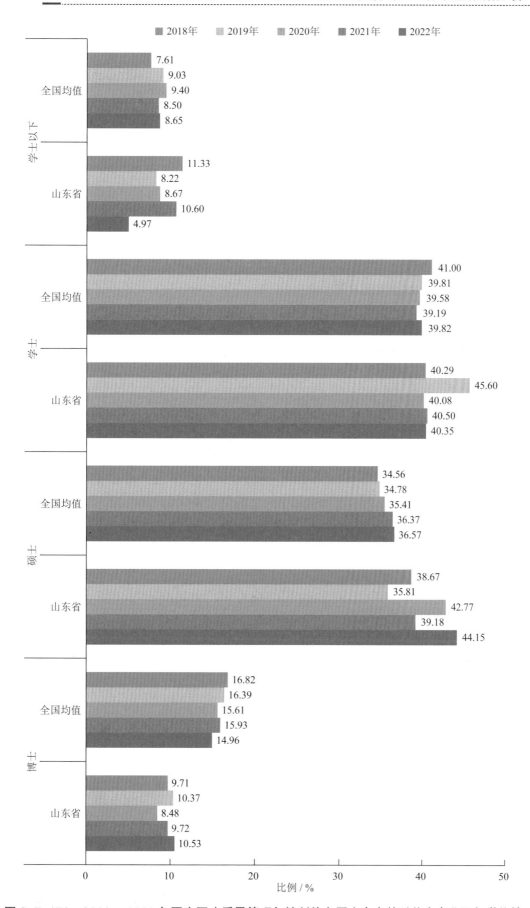

图 2-7-173　2018—2022 年国家医疗质量管理与控制信息网山东省整形美容专业医师学位情况

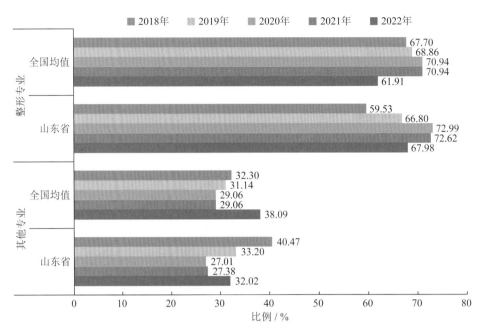

图 2-7-174　2018—2022 年国家医疗质量管理与控制信息网山东省整形美容专业医师专业背景情况

**（三）病房相关指标数据**

2022 年山东省整形美容专业病房收治患者总数量为 23 732 人次，占全国总数量的 6.41%。2019—2022 年山东省设有整形美容专业的医疗机构病房患者中，创伤性疾病患者占比较高，先天性疾病患者占比呈逐年下降趋势，而美容性需求占比近年来波动较大（图 2-7-175）。

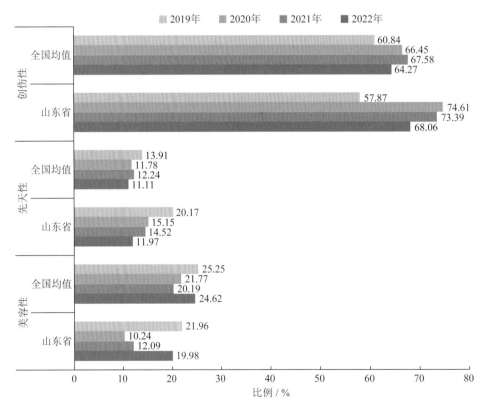

图 2-7-175　2019—2022 年国家医疗质量管理与控制信息网山东省整形美容专业病房患者疾病类型分布

在整形美容专业医疗机构住院患者 I 类切口围手术期抗生素使用率方面，山东省的数据为 11.41%，低于全国均值（16.98%）；在 I 类切口手术感染率方面，山东省的数据为 0.27%，低于全国均值（0.39%）。

**（四）门诊相关指标数据**

在整形美容专业门诊指标数据方面，2022 年山东省整形美容专业门诊量总计 819 549 人次，占全国门诊量的 5.63%。在门诊治疗类型方面，山东省门诊治疗中传统手术占比最高，且高于全国均值，光电项目占比低于全国均值，注射操作的占比略高于全国均值（图 2-7-176）。

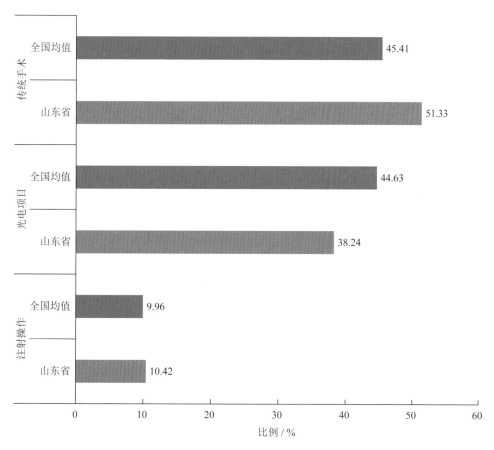

图 2-7-176　2022 年国家医疗质量管理与控制信息网山东省整形美容专业门诊治疗类型分布

山东省接受门诊生物材料注射操作的患者中，生物材料单次注射支数≥3 支的患者占比为 6.28%，低于全国均值（6.87%）；门诊生物材料注射相关并发症患者接诊人数为 398 人，占全国总数的 4.42%。

**（五）专业协同指标数据**

在协同指标方面，山东省 2022 年设有整形美容专业的 116 家医疗机构中，应用电子病历系统的医疗机构共计 104 家，占比为 89.66%，高于全国均值（87.35%）。麻醉医师协助手术量占比方面，山东省 6.62% 的整形美容相关治疗由麻醉医师协助，低于全国均值（12.63%）。

## 二十三、山西省质控指标数据分析

### （一）医疗机构填报 NCIS 系统情况

山西省自 2018 年开始参与填报 NCIS 系统整形美容专业指标数据，2018—2022 年 5 年期间山西省医疗机构填报 NCIS 系统的情况见图 2-7-177，其中 2022 年的填报比例最高，达到 99.62%。

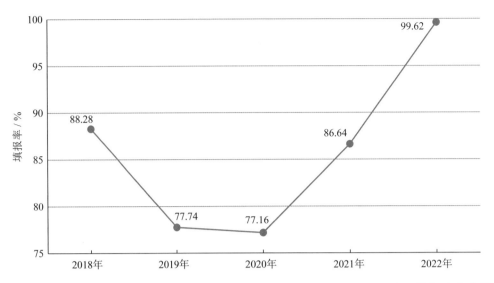

图 2-7-177 2018—2022 年山西省医疗机构国家医疗质量管理与控制信息网填报率变化趋势

以 2022 年为例，山西省需要进行 NCIS 系统填报的医疗机构共计 261 家，其中 260 家（99.62%）医疗机构完成了填报任务。在 260 家完成填报的医疗机构中，设有整形美容专业的医疗机构共计 25 家，占比为 9.62%。图 2-7-178 显示了 2018—2022 年山西省设有整形美容专业的医疗机构占比与全国均值的比较，可见山西省近 5 年整形美容专业医疗机构的占比低于全国均值。

山西省填报 NCIS 系统的 25 家设有整形美容专业的医疗机构中，公立医疗机构 23 家，民营医疗机构 2 家；西医医疗机构 25 家，中医相关医疗机构 0 家；综合性医疗机构 24 家，专科医疗机构 1 家（为非整形美容专业专科医疗机构）。

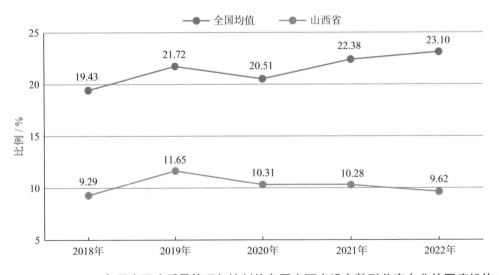

图 2-7-178 2018—2022 年国家医疗质量管理与控制信息网山西省设有整形美容专业的医疗机构占比情况

**（二）基本信息指标数据**

年末科室护医比涉及年末科室医师总人数、科室美容主诊医师总人数以及科室护士总人数。山西省整形美容专业医师总人数数据共填报 5 年，其年末科室在职医师数量的逐年全国占比见图 2-7-179。

2022 年，山西省年末科室在职医师共 185 人，美容主诊医师共 96 人，在职护士共 205 人，对应的护医比 1 和护医比 2 见图 2-7-180，可见山西省护医比 1 略低于全国均值，护医比 2 高于全国均值。

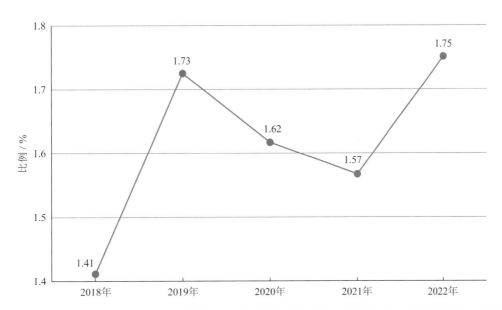

图 2-7-179　2018—2022 年国家医疗质量管理与控制信息网山西省整形美容专业医师数量全国占比情况

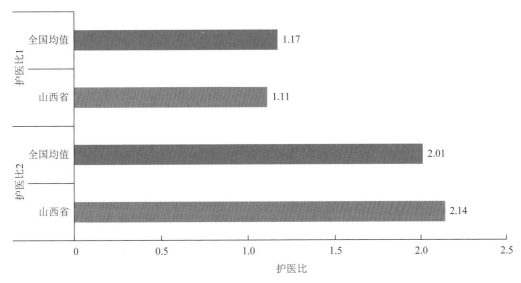

护医比 1 指护士总人数与年末科室医师总人数的比值；护医比 2 指护士总人数与年末科室美容主诊医师总人数的比值。

图 2-7-180　2022 年国家医疗质量管理与控制信息网山西省整形美容专业护医比

　　2018—2022 年山西省整形美容专业医师学位占比及与全国均值比较情况见图 2-7-181，可见山西省医师学位中学士学位的占比最高，其次是硕士学位，学士以下学位的占比波动较大，博士学位的占比最少。

　　2018—2022 年山西省整形美容医师专业背景占比及与全国均值比较情况见图 2-7-182，可见山西省从事整形美容工作的医师以整形专业出身居多，其占比略高于全国均值。

　　2022 年，山西省设有整形美容专业的医疗机构开放床位数总量为 25 029 张，其中整形美容科室开放床位总量为 398 张，占比为 1.59%，高于全国均值（1.17%）。

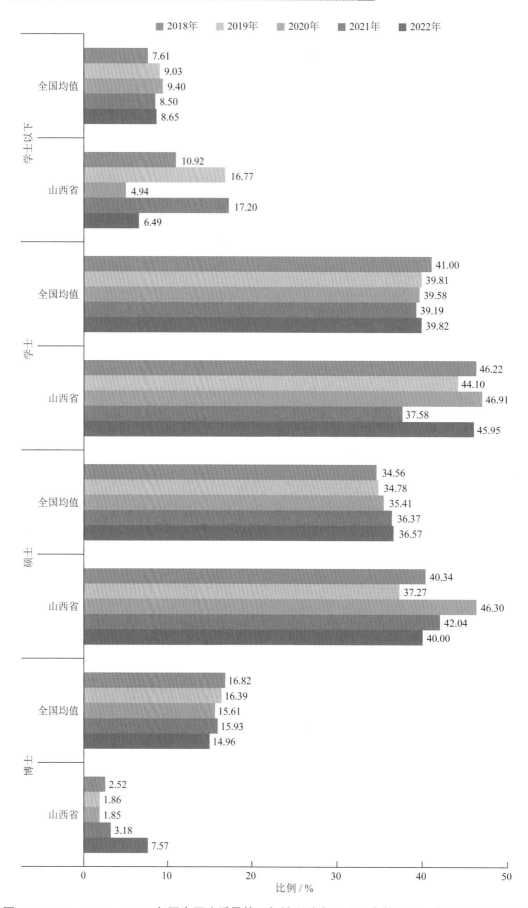

图 2-7-181 2018—2022 年国家医疗质量管理与控制信息网山西省整形美容专业医师学位情况

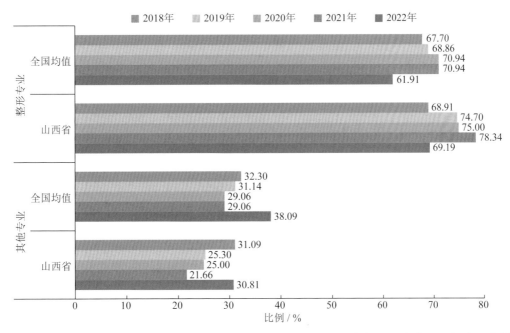

图 2-7-182　2018—2022 年国家医疗质量管理与控制信息网山西省整形美容专业医师专业背景情况

## （三）病房相关指标数据

2022 年山西省整形美容专业病房收治患者总数量为 4195 人次，占全国总数量的 1.13%。2019—2022 年山西省设有整形美容专业的医疗机构病房患者中，创伤性疾病患者占比较高，各类型患者占比在不同年份存在较大波动，但整体分布与全国均值相近（图 2-7-183）。

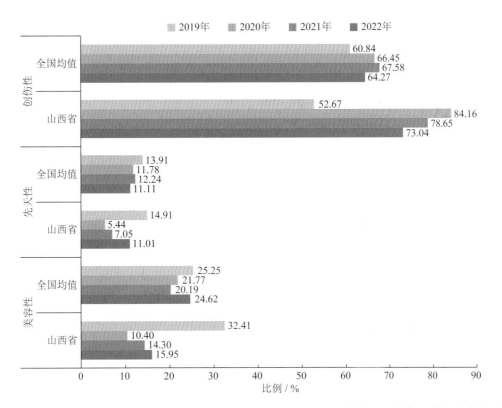

图 2-7-183　2019—2022 年国家医疗质量管理与控制信息网山西省整形美容专业病房患者疾病类型分布

在整形美容专业医疗机构住院患者 I 类切口围手术期抗生素使用率方面，山西省的数据为 19.84%，高于全国均值（16.98%）；在 I 类切口手术感染率方面，山西省的数据为 0.40%，略高于全国均值（0.39%）。

**（四）门诊相关指标数据**

在整形美容专业门诊指标数据方面，2022 年山西省整形美容专业门诊量总计 192 625 人次，占全国门诊量的 1.32%。在门诊治疗类型方面，山西省门诊患者接受传统手术治疗最多，其占比高于全国均值，接受光电项目和注射操作的占比低于全国均值（图 2-7-184）。

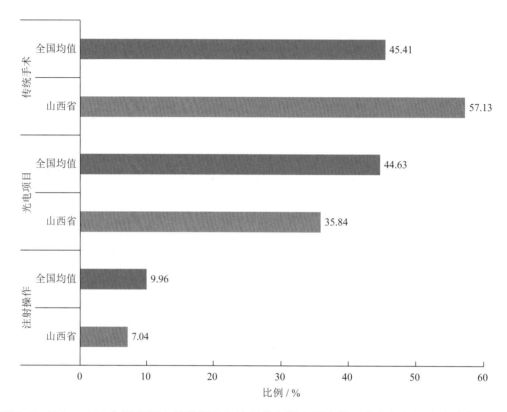

图 2-7-184　2022 年国家医疗质量管理与控制信息网山西省整形美容专业门诊治疗类型分布

2022 年，山西省接受门诊生物材料注射操作的患者中，生物材料单次注射支数≥3 支的患者占比为 12.07%，高于全国均值（6.87%）；门诊生物材料注射相关并发症患者接诊人数为 157 人，占全国总数量的 1.74%。

**（五）专业协同指标数据**

在协同指标方面，山西省 2022 年设有整形美容专业的 25 家医疗机构中，应用电子病历系统的医疗机构共计 21 家，占比为 84.00%，低于全国均值（87.35%）。麻醉医师协助手术量占比方面，山西省 7.42% 的整形美容相关治疗由麻醉医师协助，低于全国均值（12.63%）。

## 二十四、陕西省质控指标数据分析

**（一）医疗机构填报 NCIS 系统情况**

陕西省自 2018 年开始参与填报 NCIS 系统整形美容专业指标数据，2018—2022 年 5 年期间陕西省医疗机构填报 NCIS 系统的情况见图 2-7-185，其中 2022 年的填报比例最高，达到 84.35%。

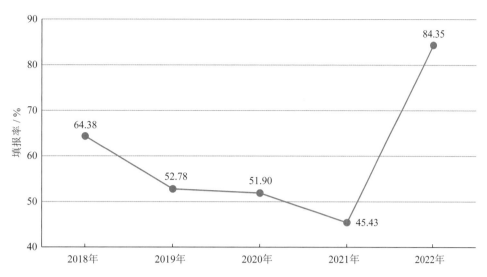

图 2-7-185　2018—2022 年陕西省医疗机构国家医疗质量管理与控制信息网填报率变化趋势

以 2022 年为例，陕西省需要进行 NCIS 系统填报的医疗机构共计 294 家，其中 248 家（84.35%）医疗机构完成了填报任务。在 248 家完成填报的医疗机构中，设有整形美容专业的医疗机构共计 51 家，占比为 20.56%。图 2-7-186 显示了 2018—2022 年陕西省设有整形美容专业的医疗机构占比与全国均值的比较，可见陕西省近 5 年整形美容专业医疗机构的占比整体呈上升趋势，近两年接近于全国均值。

陕西省填报 NCIS 系统的 51 家设有整形美容专业的医疗机构中，公立医疗机构 44 家，民营医疗机构 7 家；西医医疗机构 48 家，中医相关医疗机构 3 家；综合性医疗机构 48 家，专科医疗机构 3 家（1 家为非整形美容专业专科医疗机构，2 家为整形美容专业专科医疗机构）。

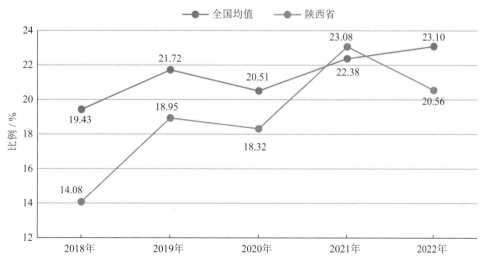

图 2-7-186　2018—2022 年国家医疗质量管理与控制信息网陕西省设有整形美容专业的医疗机构占比情况

**（二）基本信息指标数据**

年末科室护医比涉及年末科室医师总人数、科室美容主诊医师总人数以及科室护士总人数。陕西省整形美容专业医师总人数数据共填报 5 年，其年末科室在职医师数量的逐年全国占比见图 2-7-187。2022 年，陕西省年末科室在职医师共 384 人，美容主诊医师共 180 人，在职护士共 552 人，对应的护医比 1 和护医比 2 见图 2-7-188，可见陕西省护医比高于全国均值。

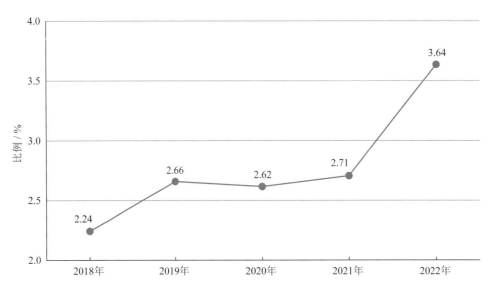

图 2-7-187　2018—2022 年国家医疗质量管理与控制信息网陕西省整形美容专业医师数量全国占比情况

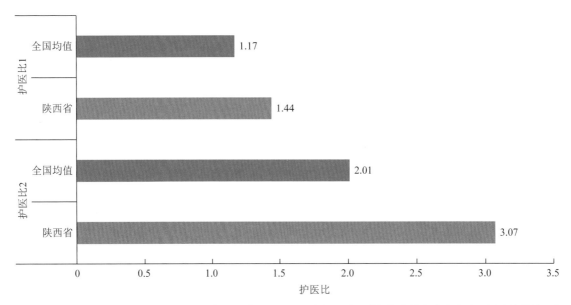

护医比 1 指护士总人数与年末科室医师总人数的比值；护医比 2 指护士总人数与年末科室美容主诊医师总人数的比值。

图 2-7-188　2022 年国家医疗质量管理与控制信息网陕西省整形美容专业护医比

2018—2022 年陕西省整形美容专业医师学位占比及与全国均值比较情况见图 2-7-189，可见陕西省医师中学士学位医师占比最高，其次是硕士学位医师，学士以下学位医师的占比波动较大。

2018—2022 年陕西省整形美容医师专业背景占比及与全国均值比较情况见图 2-7-190，可见陕西省从事整形美容工作的医师中整形专业出身的占比较高，但该比例低于全国均值。

2022 年，陕西省设有整形美容专业的医疗机构开放床位数总量为 48 214 张，其中整形美容科室开放床位总量为 618 张，占比为 1.28%，高于全国均值（1.17%）。

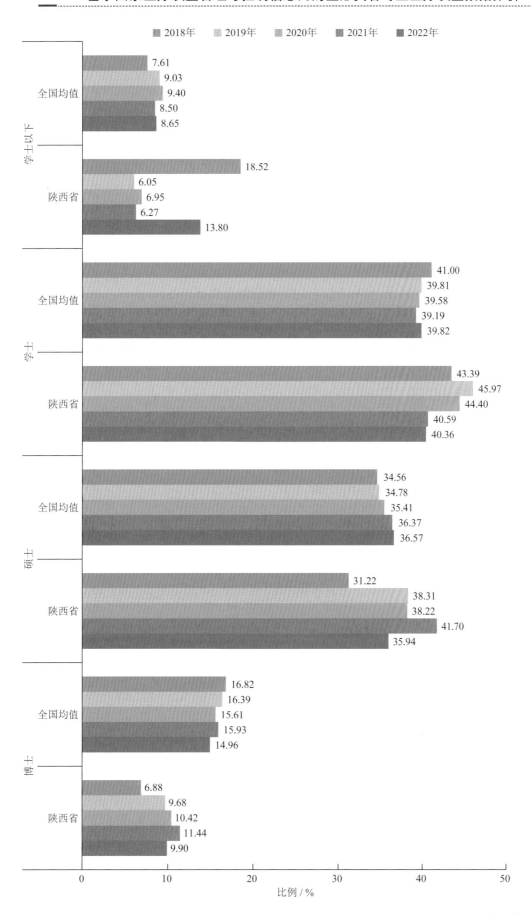

图 2-7-189　2018—2022 年国家医疗质量管理与控制信息网陕西省整形美容专业医师学位情况

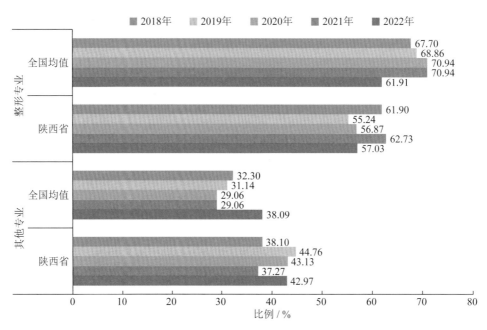

图 2-7-190　2018—2022 年国家医疗质量管理与控制信息网陕西省整形美容专业医师专业背景情况

### （三）病房相关指标数据

2022 年陕西省整形美容专业病房收治患者总数量为 10 290 人次，占全国总数量的 2.78%。2019—2022 年陕西省设有整形美容专业的医疗机构病房患者中，创伤性疾病患者占比较高，各类型患者占比在不同年份存在较大波动，但整体分布与全国趋势一致（图 2-7-191）。

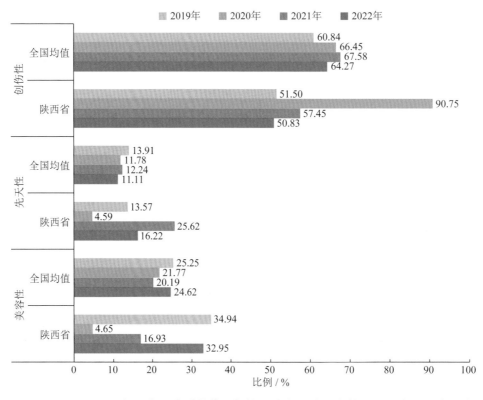

图 2-7-191　2019—2022 年国家医疗质量管理与控制信息网陕西省整形美容专业病房患者疾病类型分布

在整形美容专业医疗机构住院患者 I 类切口围手术期抗生素使用率方面，陕西省的数据为 42.84%，高于全国均值（16.98%）；在 I 类切口手术感染率方面，陕西省的数据为 0.51%，高于全国均值（0.39%）。

**（四）门诊相关指标数据**

在整形美容专业门诊指标数据方面，2022 年陕西省整形美容专业门诊量总计 550 634 人次，占全国门诊量的 3.78%。在门诊治疗类型方面，陕西省门诊患者接受光电项目治疗最多，其占比略高于全国均值，接受传统手术的占比低于全国均值，而接受注射操作的占比高于全国均值（图 2-7-192）。

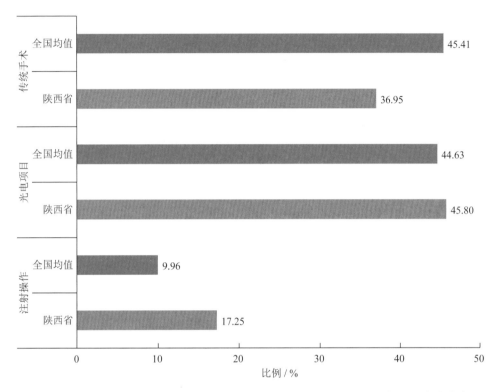

图 2-7-192　2022 年国家医疗质量管理与控制信息网陕西省整形美容专业门诊治疗类型分布

陕西省接受门诊生物材料注射操作的患者中，生物材料单次注射支数 ≥3 支的患者占比为 12.46%，高于全国均值（6.87%）；门诊生物材料注射相关并发症患者接诊人数为 453 人，占全国总数的 5.03%。

**（五）专业协同指标数据**

在协同指标方面，陕西省 2022 年设有整形美容专业的 51 家医疗机构中，应用电子病历系统的医疗机构共计 41 家，占比为 80.39%，低于全国均值（87.35%）。麻醉医师协助手术量占比方面，陕西省 8.11% 的整形美容相关治疗由麻醉医师协助，低于全国均值（12.63%）。

## 二十五、上海市质控指标数据分析

**（一）医疗机构填报 NCIS 系统情况**

上海市自 2018 年开始参与填报 NCIS 系统整形美容专业指标数据，2018—2022 年 5 年期间上海市医疗机构填报 NCIS 系统情况见图 2-7-193，其中 2022 年的填报比例最高，达到 87.91%。

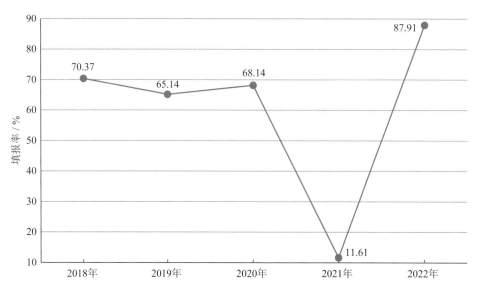

图 2-7-193　2018—2022 年上海市医疗机构国家医疗质量管理与控制信息网填报率变化趋势

以 2022 年为例，上海市需要进行 NCIS 系统填报的医疗机构共计 91 家，其中 80 家（87.91%）医疗机构完成了填报任务。在 80 家完成填报的医疗机构中，设有整形美容专业的医疗机构共计 38 家，占比为 47.50%。图 2-7-194 显示了 2018—2022 年上海市设有整形美容专业的医疗机构占比与全国均值的比较，可见上海市近 5 年整形美容专业医疗机构的占比高于全国均值。

上海市填报 NCIS 系统的 38 家设有整形美容专业的医疗机构中，公立医疗机构 32 家，民营医疗机构 6 家；西医医疗机构 35 家，中医相关医疗机构 3 家；综合性医疗机构 38 家，专科医疗机构 0 家。

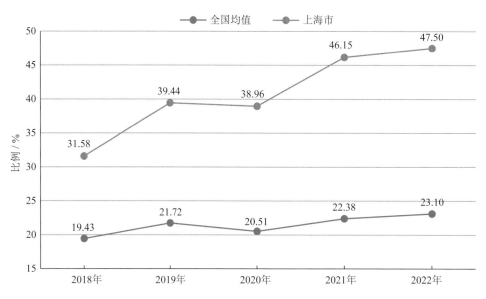

图 2-7-194　2018—2022 年国家医疗质量管理与控制信息网上海市设有整形美容专业的医疗机构占比情况

**（二）基本信息指标数据**

年末科室护医比涉及年末科室医师总人数、科室美容主诊医师总人数以及科室护士总人数。上海市整形美容专业医师总人数数据共填报 5 年，其年末科室在职医师数量的逐年全国占比见图 2-7-195。2022 年，上海市年末科室在职医师共 423 人，美容主诊医师共 288 人，在职护士共 361 人，对应的护医比 1 和护医比 2 见图 2-7-196，可见上海市护医比低于全国均值。

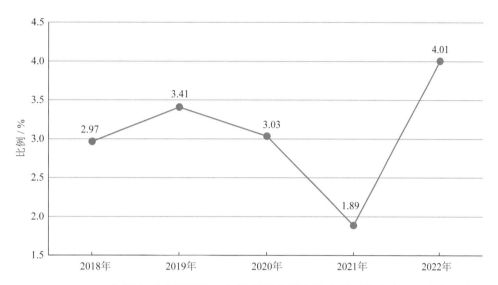

图 2-7-195　2018—2022 年国家医疗质量管理与控制信息网上海市整形美容专业医师数量全国占比情况

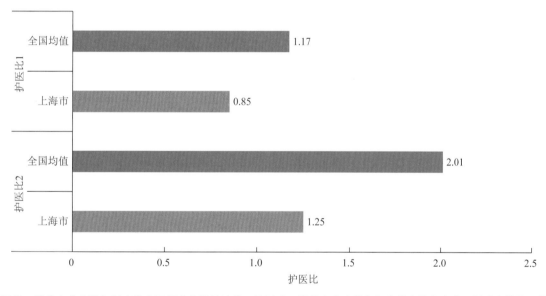

护医比 1 指护士总人数与年末科室医师总人数的比值；护医比 2 指护士总人数与年末科室美容主诊医师总人数的比值。

图 2-7-196　2022 年国家医疗质量管理与控制信息网上海市整形美容专业护医比

2018—2022 年上海市整形美容专业医师学位占比及与全国均值比较情况见图 2-7-197，可见上海市医师学位中博士学位占比最高，其次是硕士学位，学士以下学位占比最低。

2018—2022 年上海市整形美容医师专业背景占比及与全国均值比较情况见图 2-7-198，可见上海市从事整形美容工作的医师以整形专业出身为主，其占比高于全国均值。

2022 年，上海市设有整形美容专业的医疗机构开放床位数总量为 39 133 张，其中整形美容科室开放床位总量为 533 张，占比为 1.36%，高于全国均值（1.17%）。

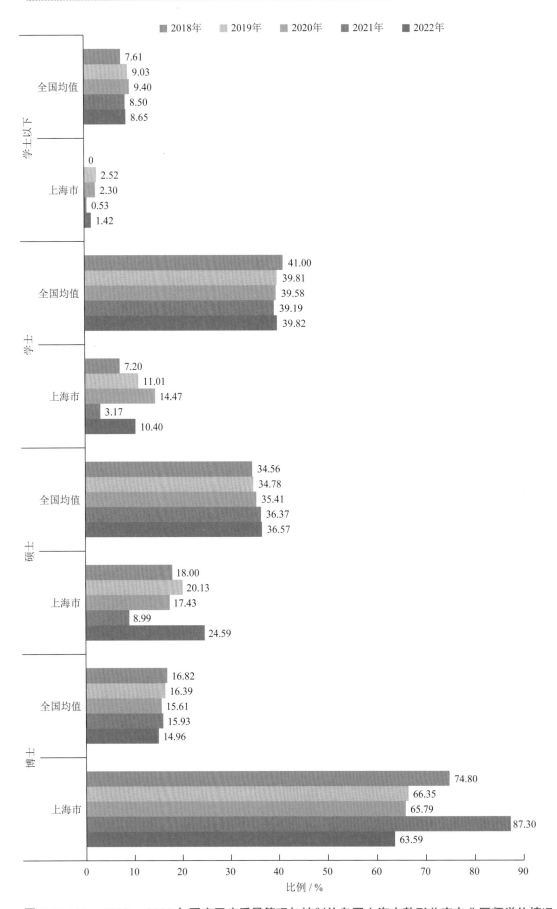

图 2-7-197　2018—2022 年国家医疗质量管理与控制信息网上海市整形美容专业医师学位情况

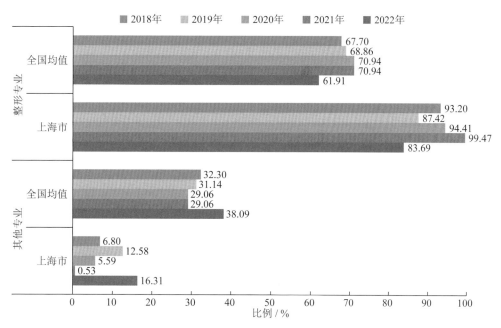

图 2-7-198　2018—2022 年国家医疗质量管理与控制信息网上海市整形美容专业医师专业背景情况

**（三）病房相关指标数据**

2022 年上海市整形美容专业病房收治患者总数量为 16 776 人次，占全国总数量的 4.53%。2019—2022 年上海市设有整形美容专业的医疗机构病房患者中，各类型患者占比在不同年份存在较大波动，其中创伤性疾病患者占比较高，先天性疾病患者占比近年来高于全国均值，而美容性需求占比低于全国均值（图 2-7-199）。

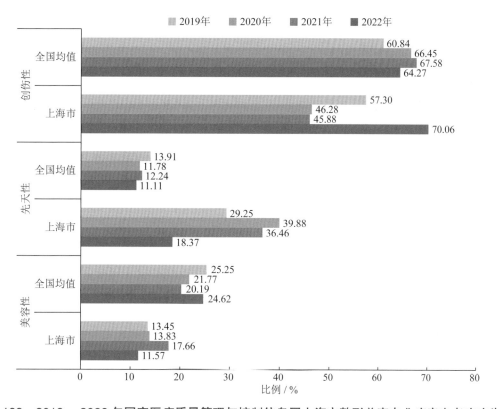

图 2-7-199　2019—2022 年国家医疗质量管理与控制信息网上海市整形美容专业病房患者疾病类型分布

151

在整形美容专业医疗机构住院患者 I 类切口围手术期抗生素使用率方面，上海市的数据为 9.52%，低于全国均值（16.98%）；在 I 类切口手术感染率方面，上海市的数据为 0.34%，低于全国均值（0.39%）。

**（四）门诊相关指标数据**

在整形美容专业门诊指标数据方面，2022 年上海市整形美容专业门诊量总计 565 050 人次，占全国门诊量的 3.88%。在门诊治疗类型方面，上海市门诊治疗中传统手术占比最高，且高于全国均值，光电项目占比低于全国均值，而注射操作占比高于全国均值（图 2-7-200）。

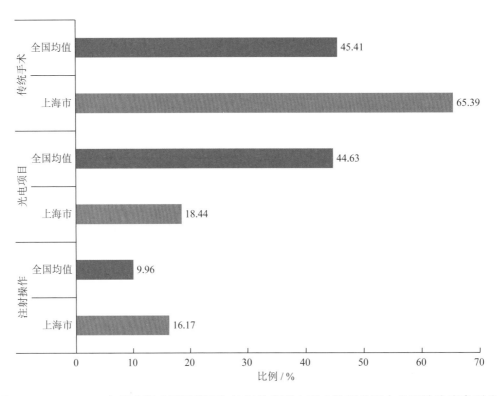

图 2-7-200　2022 年国家医疗质量管理与控制信息网上海市整形美容专业门诊治疗类型分布

2022 年，上海市接受门诊生物材料注射操作的患者中，生物材料单次注射支数 ≥3 支的患者占比为 1.77%，低于全国均值（6.87%）；门诊生物材料注射相关并发症患者接诊人数为 384 人，占全国总数量的 4.27%。

**（五）专业协同指标数据**

在协同指标方面，上海市 2022 年设有整形美容专业的 38 家医疗机构中，应用电子病历系统的医疗机构共计 33 家，占比为 86.84%，低于全国均值（87.35%）。麻醉医师协助手术量占比方面，上海市 10.78% 的整形美容相关治疗由麻醉医师协助，低于全国均值（12.63%）。

## 二十六、四川省质控指标数据分析

**（一）医疗机构填报 NCIS 系统情况**

四川省自 2018 年开始参与填报 NCIS 系统整形美容专业指标数据，2018—2022 年 5 年期间四川省医疗机构填报 NCIS 系统情况见图 2-7-201，其中 2022 年的填报比例最高，达到 80.97%。

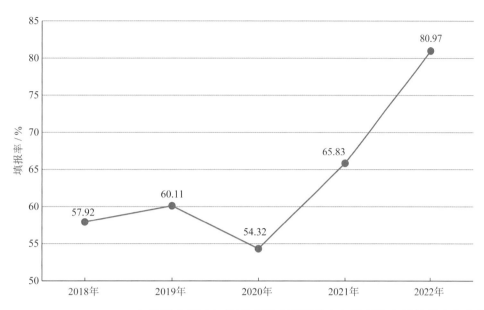

图 2-7-201 2018—2022 年四川省医疗机构国家医疗质量管理与控制信息网填报率变化趋势

以 2022 年为例，四川省需要进行 NCIS 系统填报的医疗机构共计 515 家，其中 417 家（80.97%）医疗机构完成了填报任务。在 417 家完成填报的医疗机构中，设有整形美容专业的医疗机构共计 81 家，占比为 19.42%。图 2-7-202 显示了 2018—2022 年四川省设有整形美容专业的医疗机构占比与全国均值的比较，可见四川省近 5 年整形美容专业医疗机构的占比低于全国均值。

四川省填报 NCIS 系统的 81 家设有整形美容专业的医疗机构中，公立医疗机构 73 家，民营医疗机构 8 家；西医医疗机构 76 家，中医相关医疗机构 5 家；综合性医疗机构 81 家，专科医疗机构 0 家。

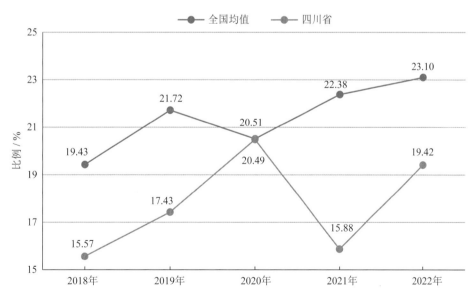

图 2-7-202 2018—2022 年国家医疗质量管理与控制信息网四川省设有整形美容专业的医疗机构占比情况

**（二）基本信息指标数据**

年末科室护医比涉及年末科室医师总人数、科室美容主诊医师总人数以及科室护士总人数。四川省整形美容专业医师总人数数据共填报 5 年，其年末科室在职医师数量的逐年全国占比见图 2-7-203。2022 年，四川省年末科室在职医师共592人，美容主诊医师共336人，在职护士共732人，对应的护医比1和护医比2见图2-7-204，可见四川省护医比高于全国均值。

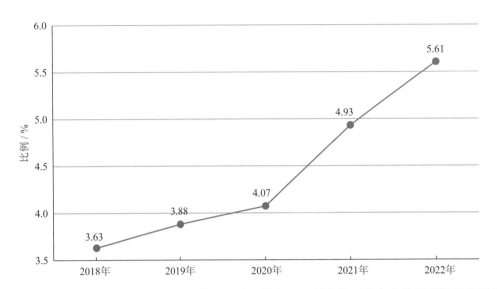

图2-7-203 2018—2022年国家医疗质量管理与控制信息网四川省整形美容专业医师数量全国占比情况

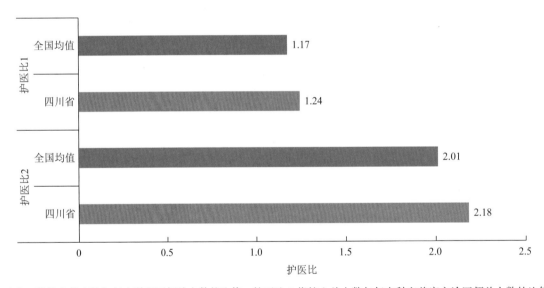

护医比1指护士总人数与年末科室医师总人数的比值；护医比2指护士总人数与年末科室美容主诊医师总人数的比值。

图2-7-204 2022年国家医疗质量管理与控制信息网四川省整形美容专业护医比

2018—2022年四川省整形美容专业医师学位占比及与全国均值比较情况见图2-7-205，可见四川省医师学位占比以学士学位最高，其次是硕士学位，博士学位占比相对稳定，学士以下学位占比存在波动。

2018—2022年四川省整形美容医师专业背景占比及与全国均值比较情况见图2-7-206，可见四川省从事整形美容工作的医师以整形专业出身居多，但是其占比略低于全国均值。

2022年，四川省设有整形美容专业的医疗机构开放床位数总量为77 983张，其中整形美容科室开放床位总量为1021张，占比为1.31%，高于全国均值（1.17%）。

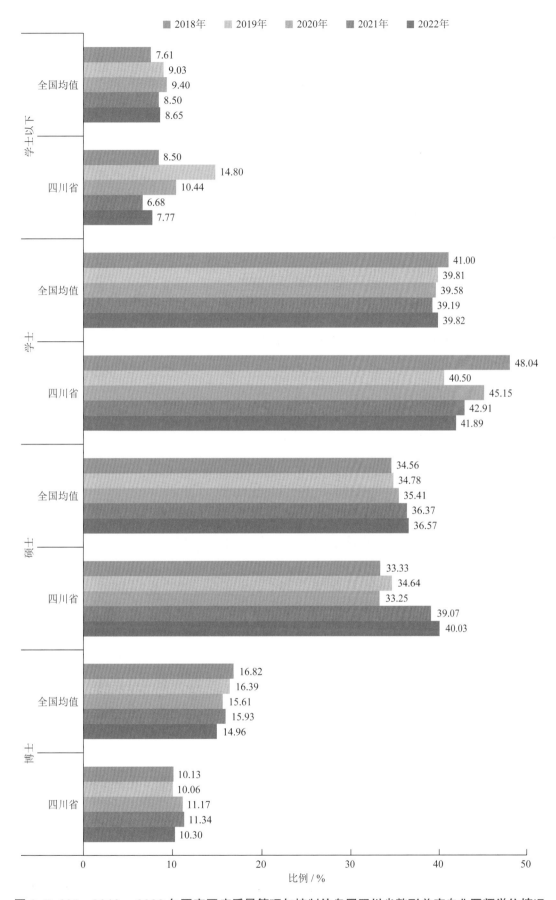

图 2-7-205 2018—2022 年国家医疗质量管理与控制信息网四川省整形美容专业医师学位情况

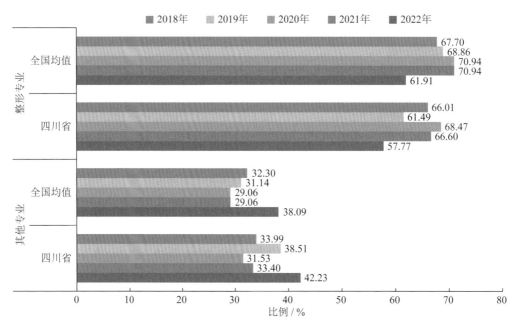

图 2-7-206 2018—2022 年国家医疗质量管理与控制信息网四川省整形美容专业医师专业背景情况

### （三）病房相关指标数据

2022 年四川省整形美容专业病房收治患者总数量为 24 995 人次，占全国总数量的 6.75%。2019—2022 年四川省设有整形美容专业的医疗机构病房患者中，各类型患者占比在不同年份存在较大波动，创伤性疾病患者占比较高，先天性疾病患者占比略低于全国均值，而美容性需求占比高于全国均值（图 2-7-207）。

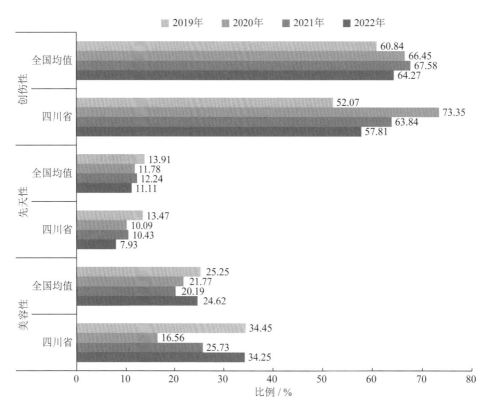

图 2-7-207 2019—2022 年国家医疗质量管理与控制信息网四川省整形美容专业病房患者疾病类型分布

在整形美容专业医疗机构住院患者 I 类切口围手术期抗生素使用率方面，四川省的数据为 4.48%，低于全国均值（16.98%）；在 I 类切口手术感染率方面，四川省的数据为 0.15%，低于全国均值（0.39%）。

**（四）门诊相关指标数据**

在整形美容专业门诊指标数据方面，2022 年四川省整形美容专业门诊量总计 947 095 人次，占全国门诊量的 6.50%。在门诊治疗类型方面，四川省门诊治疗以光电项目占比最高，且高于全国均值，传统手术和注射操作占比低于全国均值（图 2-7-208）。

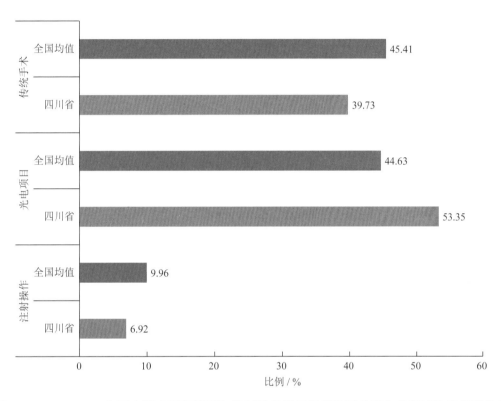

图 2-7-208　2022 年国家医疗质量管理与控制信息网四川省整形美容专业门诊治疗类型分布

2022 年，四川省接受门诊生物材料注射操作的患者中，生物材料单次注射支数≥3 支的患者占比为 5.07%，低于全国均值（6.87%）；门诊生物材料注射相关并发症患者接诊人数为 577 人，占全国总数量的 6.41%。

**（五）专业协同指标数据**

在协同指标方面，四川省 2022 年设有整形美容专业的 81 家医疗机构中，应用电子病历系统的医疗机构共计 75 家，占比为 92.59%，高于全国均值（87.35%）。麻醉医师协助手术量占比方面，四川省 12.66% 的整形美容相关治疗由麻醉医师协助，略高于全国均值（12.63%）。

## 二十七、天津市质控指标数据分析

**（一）医疗机构填报 NCIS 系统情况**

天津市自 2018 年开始参与填报 NCIS 系统整形美容专业指标数据，2018—2022 年 5 年期间天津市医疗机构填报 NCIS 系统情况见图 2-7-209，其中 2022 年的填报比例最高，达到 100%。

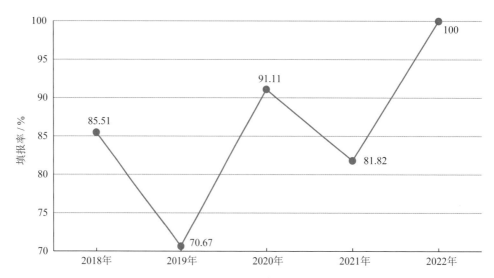

图 2-7-209　2018—2022 年天津市医疗机构国家医疗质量管理与控制信息网填报率变化趋势

以 2022 年为例，天津市需要进行 NCIS 系统填报的医疗机构共计 84 家，所有医疗机构均完成了填报任务。在 84 家完成填报的医疗机构中，设有整形美容专业的医疗机构共计 15 家，占比为 17.86%。图 2-7-210 显示了 2018—2022 年天津市设有整形美容专业的医疗机构占比与全国均值的比较，可见天津市近 5 年整形美容专业医疗机构的占比整体呈现下降趋势。

天津市填报 NCIS 系统的 15 家设有整形美容专业的医疗机构中，公立医疗机构 14 家，民营医疗机构 1 家；西医医疗机构 14 家，中医相关医疗机构 1 家；综合性医疗机构 15 家，专科医疗机构 0 家。

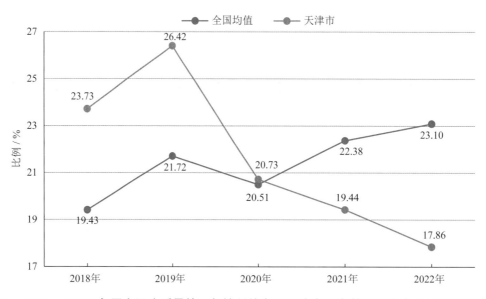

图 2-7-210　2018—2022 年国家医疗质量管理与控制信息网天津市设有整形美容专业的医疗机构占比情况

**（二）基本信息指标数据**

年末科室护医比涉及年末科室医师总人数、科室美容主诊医师总人数以及科室护士总人数。天津市整形美容专业医师总人数数据共填报 5 年，其年末科室在职医师数量的逐年全国占比见图 2-7-211。2022 年，天津市年末科室在职医师共 115 人，美容主诊医师共 81 人，在职护士共 116 人，对应的护医比 1 和护医比 2 见图 2-7-212，可见天津市护医比低于全国均值。

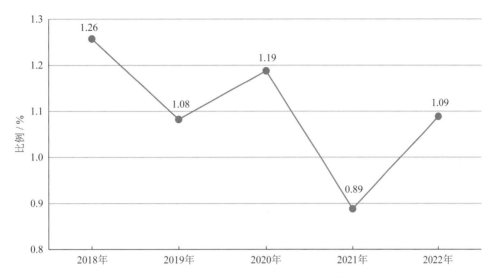

图 2-7-211　2018—2022 年国家医疗质量管理与控制信息网天津市整形美容专业医师数量全国占比情况

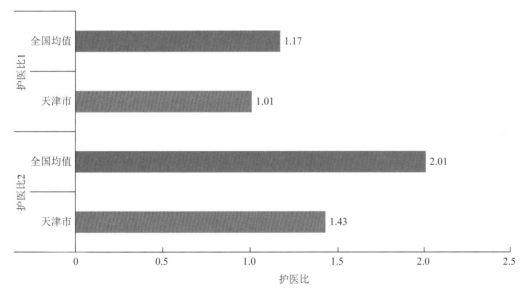

护医比 1 指护士总人数与年末科室医师总人数的比值；护医比 2 指护士总人数与年末科室美容主诊医师总人数的比值。

图 2-7-212　2022 年国家医疗质量管理与控制信息网天津市整形美容专业护医比

2018—2022 年天津市整形美容专业医师学位占比及与全国均值比较情况见图 2-7-213，可见天津市医师学位以硕士学位居多，其次是学士学位，不同年份学士、硕士以及博士学位的占比波动较大，而学士以下学位占比最低。

2018—2022 年天津市整形美容医师专业背景占比及与全国均值比较情况见图 2-7-214，可见天津市从事整形美容工作的医师专业背景占比近年来波动较大，但整体以整形专业出身医师居多。

2022 年，天津市设有整形美容专业的医疗机构开放床位数总量为 8156 张，其中整形美容科室开放床位总量为 167 张，占比为 2.05%，高于全国均值（1.17%）。

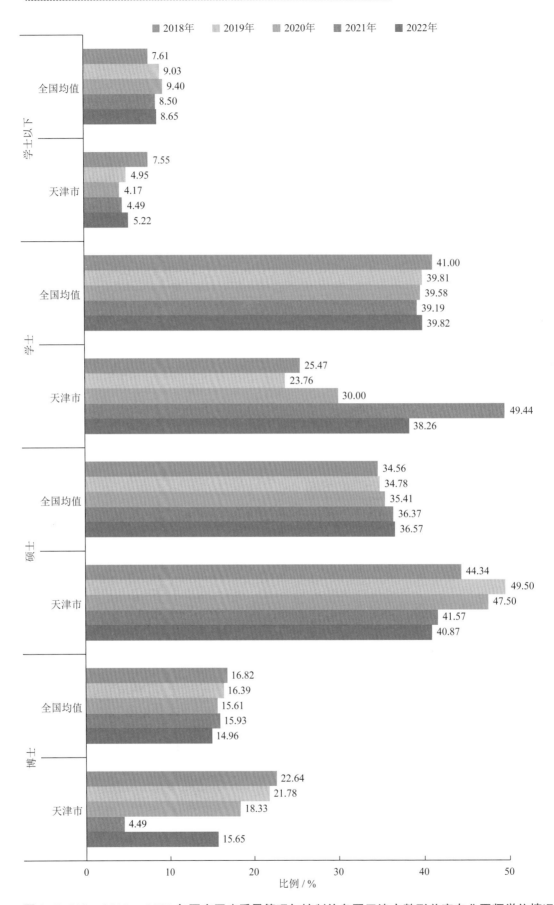

图 2-7-213 2018—2022 年国家医疗质量管理与控制信息网天津市整形美容专业医师学位情况

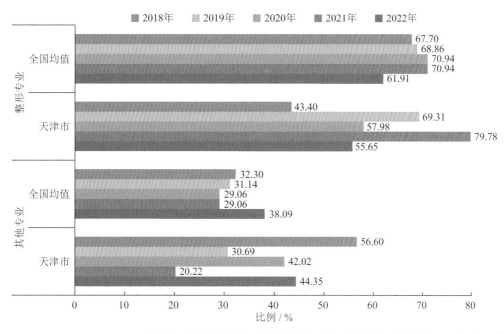

图 2-7-214    2018—2022 年国家医疗质量管理与控制信息网天津市整形美容专业医师专业背景情况

**（三）病房相关指标数据**

2022 年天津市整形美容专业病房收治患者总数量为 770 人次，占全国总数量的 0.21%。2019—2022 年天津市设有整形美容专业的医疗机构病房患者中，创伤性疾病患者占比较高，各类型患者占比在不同年份存在较大波动（图 2-7-215）。

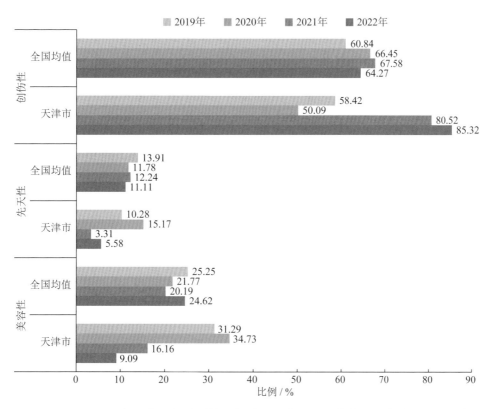

图 2-7-215    2019—2022 年国家医疗质量管理与控制信息网天津市整形美容专业病房患者疾病类型分布

在整形美容专业医疗机构住院患者Ⅰ类切口围手术期抗生素使用率方面，天津市的数据为12.47%，低于全国均值（16.98%）；在Ⅰ类切口手术感染率方面，天津市的数据为0.24%，低于全国均值（0.39%）。

**（四）门诊相关指标数据**

在整形美容专业门诊指标数据方面，2022年天津市整形美容专业门诊量总计364 577人次，占全国门诊量的2.50%。在门诊治疗类型方面，天津市门诊治疗中光电项目的占比最高，且高于全国均值，传统手术和注射操作的占比低于全国均值（图2-7-216）。

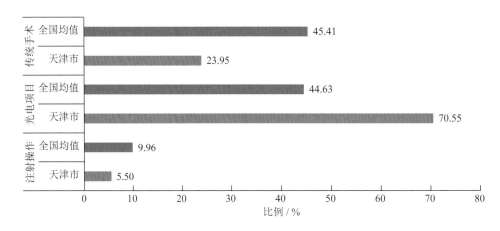

图 2-7-216  2022 年国家医疗质量管理与控制信息网天津市整形美容专业门诊治疗类型分布

2022年，天津市接受门诊生物材料注射操作的患者中，生物材料单次注射支数≥3支的患者占比为4.26%，低于全国均值（6.87%）；门诊生物材料注射相关并发症患者接诊人数为73人，占全国总数的0.81%。

**（五）专业协同指标数据**

在协同指标方面，天津市2022年设有整形美容专业的15家医疗机构中，应用电子病历系统的医疗机构共计10家，占比为66.67%，低于全国均值（87.35%）。麻醉医师协助手术量占比方面，天津市9.02%的整形美容相关治疗由麻醉医师协助，低于全国均值（12.63%）。

## 二十八、西藏自治区质控指标数据分析

西藏自治区自2018年开始参与填报NCIS系统整形美容专业指标数据，2018—2022年5年期间西藏自治区医疗机构填报NCIS系统情况见图2-7-217，其中以2018年的填报比例最高，达到90.24%。

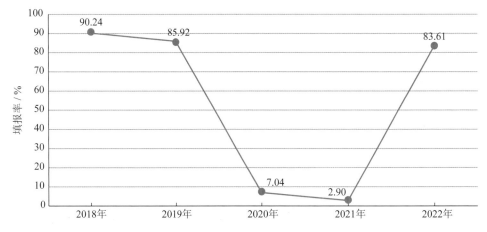

图 2-7-217  2018—2022 年西藏自治区医疗机构国家医疗质量管理与控制信息网填报率变化趋势

以 2022 年为例，西藏自治区需要进行 NCIS 系统填报的医疗机构共计 61 家，其中 51 家（83.61%）医疗机构完成了填报任务。在 51 家完成填报的医疗机构中，设有整形美容专业的医疗机构仅有 1 家，占比为 1.96%，这也是 2018 年以来西藏自治区第 1 家上报整形美容专业数据的医疗机构。

因西藏自治区仅有 1 家医疗机构提供有效数据，不足以反映西藏自治区整形美容专业的整体情况，同时可能涉及该医疗机构的具体信息，因此不予展示。

## 二十九、新疆维吾尔自治区和新疆生产建设兵团质控指标数据分析

### （一）医疗机构填报 NCIS 系统情况

新疆维吾尔自治区和新疆生产建设兵团（以下合并简称为"新疆地区"）自 2018 年开始参与填报 NCIS 系统整形美容专业指标数据，图 2-7-219 显示了 2018—2022 年 5 年期间新疆地区医疗机构填报 NCIS 系统情况，其中 2020 年的填报比例最高，达到 91.10%。

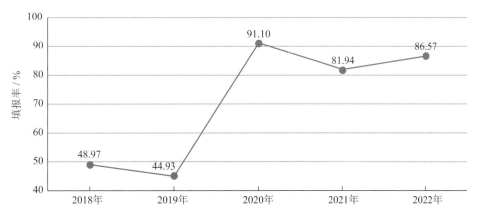

图 2-7-218　2018—2022 年新疆地区医疗机构国家医疗质量管理与控制信息网填报率变化趋势

以 2022 年为例，新疆地区需要进行 NCIS 系统填报的医疗机构共计 201 家，其中 174 家（86.57%）医疗机构完成了填报任务。在 174 家完成填报的医疗机构中，设有整形美容专业的医疗机构共计 23 家，占比为 13.22%。2018—2022 年新疆地区设有整形美容专业的医疗机构占比与全国均值的比较见图 2-7-219，可见新疆地区近 5 年整形美容专业医疗机构的占比低于全国均值。

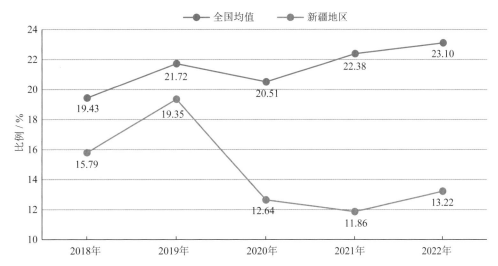

图 2-7-219　2018—2022 年国家医疗质量管理与控制信息网新疆地区设有整形美容专业的医疗机构占比情况

新疆地区填报 NCIS 系统的 23 家设有整形美容专业的医疗机构中，公立医疗机构 23 家，民营医疗机构 0 家；西医医疗机构 22 家，中医相关医疗机构 1 家；综合性医疗机构 23 家，专科医疗机构 0 家。

### （二）基本信息指标数据

年末科室护医比涉及年末科室医师总人数、科室美容主诊医师总人数以及科室护士总人数。新疆地区整形美容专业医师总人数数据共填报 5 年，其年末科室在职医师数量的逐年全国占比见图 2-7-220。2022 年，新疆地区年末科室在职医师共 117 人，美容主诊医师共 45 人，在职护士共 106 人，对应的护医比 1 和护医比 2 见图 2-7-221，可见新疆地区护医比 1 低于全国均值，但护医比 2 高于全国均值。

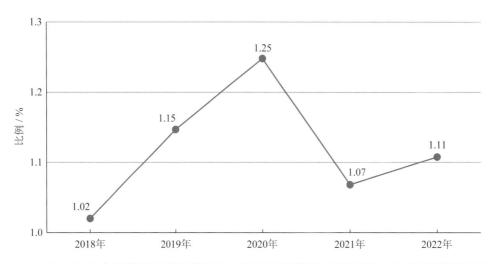

图 2-7-220　2018—2022 年国家医疗质量管理与控制信息网新疆地区整形美容专业医师数量全国占比情况

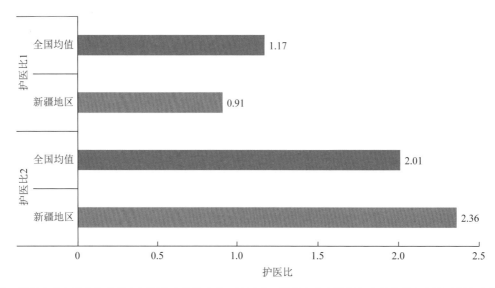

护医比 1 指护士总人数与年末科室医师总人数的比值；护医比 2 指护士总人数与年末科室美容主诊医师总人数的比值。

图 2-7-221　2022 年国家医疗质量管理与控制信息网新疆地区整形美容专业护医比

2018—2022 年新疆地区整形美容专业医师学位占比及与全国均值比较情况见图 2-7-222，可见新疆地区医师学位以学士学位居多，其次是硕士学位，博士学位的占比相对较低。

2018—2022 年新疆地区整形美容医师专业背景占比及与全国均值比较情况见图 2-7-223，可见新疆地区从事整形美容工作的医师专业背景占比近年来波动较大，但整体以整形专业出身居多。

2022 年，新疆地区设有整形美容专业的医疗机构开放床位数总量为 24 061 张，其中整形美容科室开放床位总量为 224 张，占比为 0.93%，低于全国均值（1.17%）。

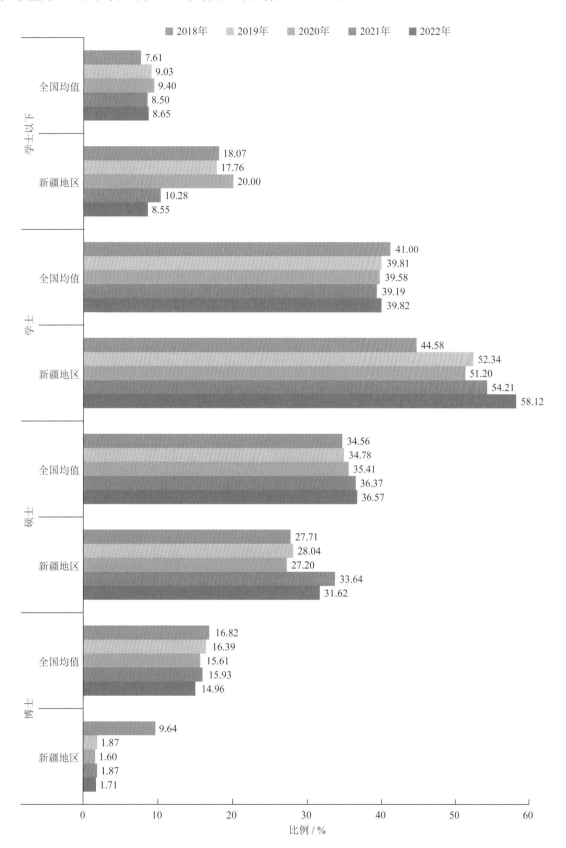

图 2-7-222　2018—2022 年国家医疗质量管理与控制信息网新疆地区整形美容专业医师学位情况

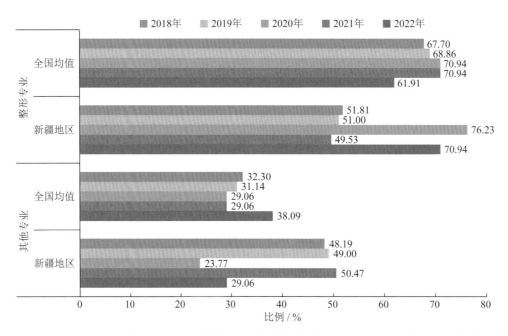

图 2-7-223　2018—2022 年国家医疗质量管理与控制信息网新疆地区整形美容专业医师专业背景情况

**（三）病房相关指标数据**

2022 年新疆地区整形美容专业病房收治患者总计 3374 人次，占全国总数量的 0.91%。2019—2022 年新疆地区设有整形美容专业的医疗机构病房患者中，创伤性疾病患者占比较高，各类型患者占比在不同年份存在较大波动，整体数据水平与全国均值基本相符（图 2-7-224）。

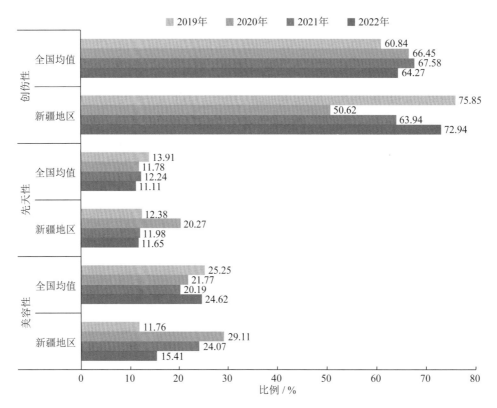

图 2-7-224　2019—2022 年国家医疗质量管理与控制信息网新疆地区整形美容专业病房患者疾病类型分布

在整形美容专业医疗机构住院患者Ⅰ类切口围手术期抗生素使用率方面，新疆地区的数据为11.49%，低于全国均值（16.98%）。在Ⅰ类切口手术感染率方面，新疆地区的数据为0.93%，高于全国均值（0.39%）。

**（四）门诊相关指标数据**

在整形美容科门诊指标数据方面，2022年新疆地区整形美容专业门诊量总计95 783人次，占全国门诊量的0.66%。在门诊治疗类型方面，新疆地区门诊治疗以光电项目占比最高，且高于全国均值，传统手术和注射操作占比均低于全国均值（图2-7-225）。

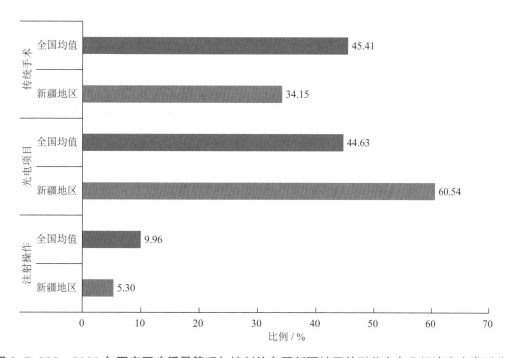

图2-7-225　2022年国家医疗质量管理与控制信息网新疆地区整形美容专业门诊治疗类型分布

2022年，新疆地区接受门诊生物材料注射操作的患者中，生物材料单次注射支数≥3支的患者占比为5.70%，低于全国均值（6.87%）；门诊生物材料注射相关并发症患者接诊人数为349人，占全国总数的3.88%。

**（五）专业协同指标数据**

在协同指标方面，新疆地区2022年设有整形美容专业的23家医疗机构中，应用电子病历系统的医疗机构共计19家，占比为82.61%，低于全国均值（87.35%）。麻醉医师协助手术量占比方面，新疆地区11.06%的整形美容相关治疗由麻醉医师协助，低于全国均值（12.63%）。

## 三十、云南省质控指标数据分析

### （一）医疗机构填报 NCIS 系统情况

云南省自2018年开始参与填报NCIS系统整形美容专业指标数据，2018—2022年5年期间云南省医疗机构填报NCIS系统情况见图2-7-226，其中2022年的填报比例最高，达到93.61%。

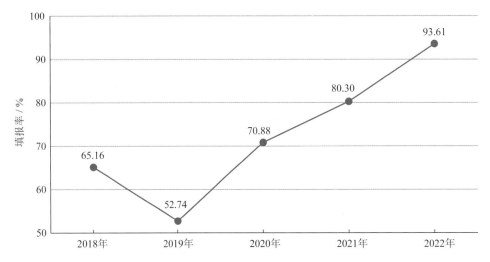

图 2-7-226　2018—2022 年云南省医疗机构国家医疗质量管理与控制信息网填报率变化趋势

以 2022 年为例，云南省需要进行 NCIS 系统填报的医疗机构共计 407 家，其中 381 家（93.61%）医疗机构完成了填报任务。在 381 家完成填报的医疗机构中，设有整形美容专业的医疗机构共计 55 家，占比为 14.44%。图 2-7-227 显示了 2018—2022 年云南省设有整形美容专业的医疗机构占比与全国均值的比较，可见云南省近 5 年整形美容专业医疗机构的占比低于全国均值。

云南省填报 NCIS 系统的 55 家设有整形美容专业的医疗机构中，公立医疗机构 46 家，民营医疗机构 9 家；西医医疗机构 52 家，中医相关医疗机构 3 家；综合性医疗机构 53 家，专科医疗机构 2 家（均为非整形美容专业专科医疗机构）。

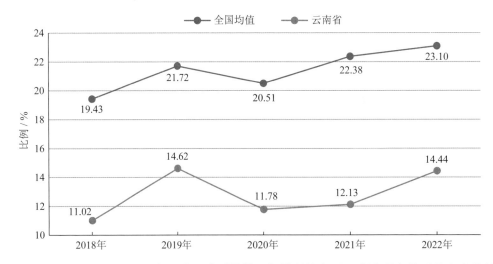

图 2-7-227　2018—2022 年国家医疗质量管理与控制信息网云南省设有整形美容专业的
医疗机构占比情况

## （二）基本信息指标数据

年末科室护医比涉及年末科室医师总人数、科室美容主诊医师总人数以及科室护士总人数。云南省整形美容专业医师总人数数据共填报 5 年，其年末科室在职医师数量的逐年全国占比见图 2-7-228。2022 年，云南省年末科室在职医师共 345 人，美容主诊医师 197 人，在职护士共 919 人，对应的护医比 1 和护医比 2 见图 2-7-229，可见云南省护医比高于全国均值。

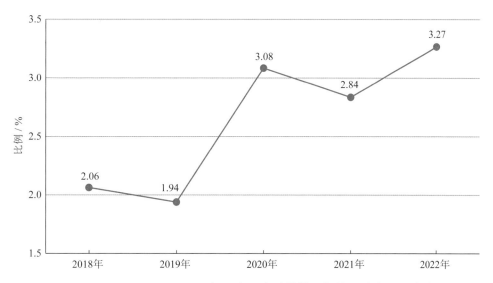

图 2-7-228　2018—2022 年国家医疗质量管理与控制信息网云南省
整形美容专业医师数量全国占比情况

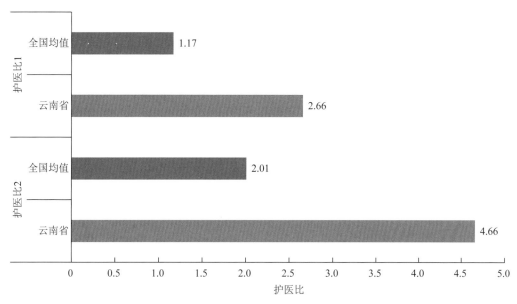

护医比 1 指护士总人数与年末科室医师总人数的比值；护医比 2 指护士总人数与年末科室美容主诊医师总人数的比值。

图 2-7-229　2022 年国家医疗质量管理与控制信息网云南省整形美容专业护医比

　　2018—2022 年云南省整形美容专业医师学位占比及与全国均值比较情况见图 2-7-230，可见云南省整形美容专业医师不同学位占比近年来波动较大，但整体上学士学位的占比最高。

　　2018—2022 年云南省整形美容医师专业背景占比及与全国均值比较情况见图 2-7-231，可见云南省从事整形美容工作的医师专业背景占比近年来波动较大，但整体以其他专业出身的医师居多。

　　2022 年，云南省设有整形美容专业的医疗机构开放床位数总量为 40 196 张，其中整形美容科室开放床位总量为 661 张，占比为 1.64%，高于全国均值（1.17%）。

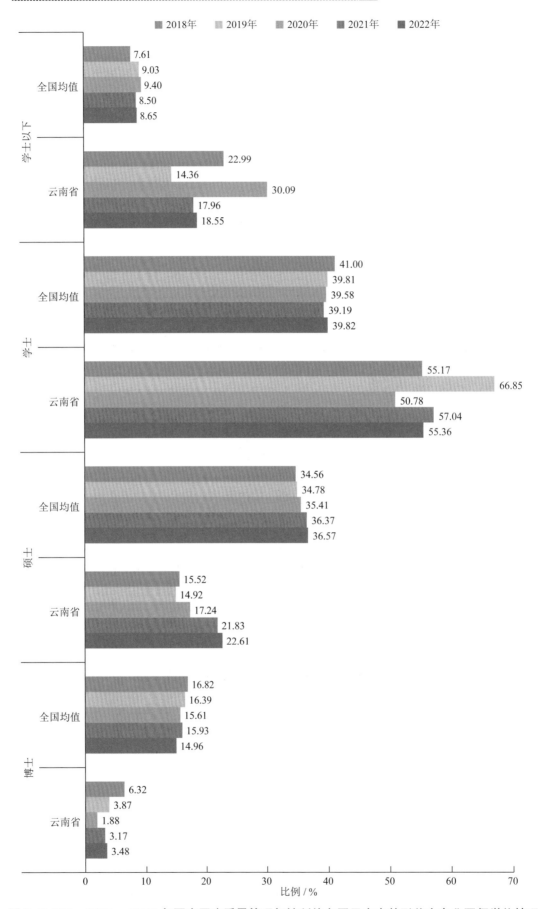

图 2-7-230　2018—2022 年国家医疗质量管理与控制信息网云南省整形美容专业医师学位情况

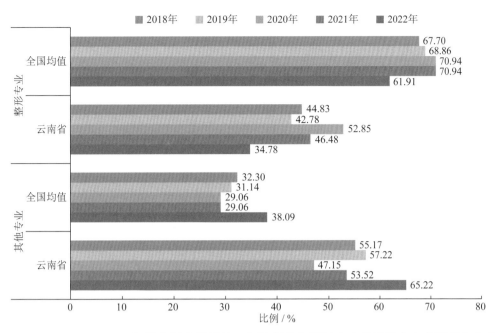

图 2-7-231　2018—2022 年国家医疗质量管理与控制信息网云南省整形美容专业医师专业背景情况

### （三）病房相关指标数据

2022 年云南省整形美容专业病房收治患者总数量为 8501 人次，占全国总数量的 2.30%。2019—2022 年云南省设有整形美容专业的医疗机构病房患者中，各类型患者占比在不同年份存在较大波动，但整体来看，创伤性疾病患者占比较高，先天性疾病患者占比低于全国均值，而美容性需求占比高于全国均值（图 2-7-232）。

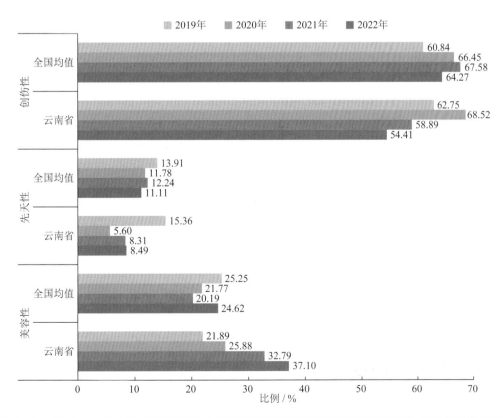

图 2-7-232　2019—2022 年国家医疗质量管理与控制信息网云南省整形美容专业病房患者疾病类型分布

在整形美容专业医疗机构住院患者Ⅰ类切口围手术期抗生素使用率方面，云南省的数据为 10.67%，低于全国均值（16.98%）；在Ⅰ类切口手术感染率方面，云南省的数据为 0.11%，低于全国均值（0.39%）。

**（四）门诊相关指标数据**

在整形美容专业门诊指标数据方面，2022 年云南省整形美容专业门诊量总计 670 940 人次，占全国门诊量的 4.61%。在门诊治疗类型方面，云南省门诊患者接受光电项目治疗的占比最高，且高于全国均值，接受传统手术的占比与全国均值相近，而接受注射操作的占比低于全国均值（图 2-7-233）。

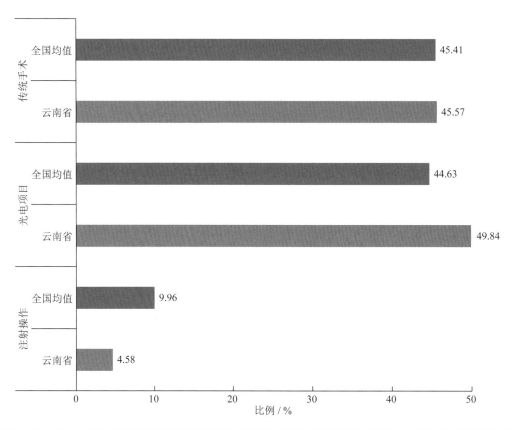

图 2-7-233　2022 年国家医疗质量管理与控制信息网云南省整形美容专业门诊治疗类型分布

2022 年，云南省接受门诊生物材料注射操作的患者中，生物材料单次注射支数≥3 支的患者占比为 3.14%，低于全国均值（6.87%）；门诊生物材料注射相关并发症患者接诊人数为 150 人，占全国总数量的 1.67%。

**（五）专业协同指标数据**

在协同指标方面，云南省 2022 年设有整形美容专业的 55 家医疗机构中，应用电子病历系统的医疗机构共计 45 家，占比为 81.82%，低于全国均值（87.35%）。麻醉医师协助手术量占比方面，云南省 6.58% 的整形美容相关治疗由麻醉医师协助，低于全国均值（12.63%）。

## 三十一、浙江省质控指标数据分析

**（一）医疗机构填报 NCIS 系统情况**

浙江省自 2018 年开始参与填报 NCIS 系统整形美容专业指标数据，2018—2022 年 5 年期间浙江省医疗机构填报 NCIS 系统情况见图 2-7-234，其中 2022 年的填报比例最高，达到 94.05%。

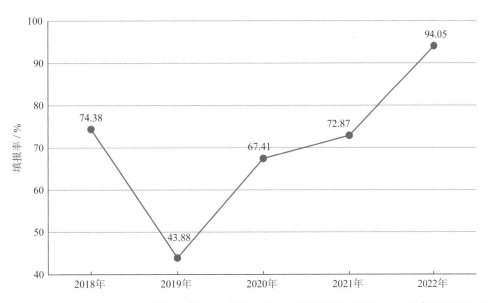

图 2-7-234　2018—2022 年浙江省医疗机构国家医疗质量管理与控制信息网填报率变化趋势

　　以 2022 年为例，浙江省需要进行 NCIS 系统填报的医疗机构共计 252 家，其中 237 家（94.05%）医疗机构完成了填报任务。在 237 家完成填报的医疗机构中，设有整形美容专业的医疗机构共计 102 家，占比为 43.04%。图 2-7-235 显示了 2018—2022 年浙江省设有整形美容专业的医疗机构占比与全国均值的比较，可见浙江省近 5 年整形美容专业医疗机构的占比高于全国均值。

　　浙江省填报 NCIS 系统的 102 家设有整形美容专业的医疗机构中，公立医疗机构 92 家，民营医疗机构 10 家；西医医疗机构 91 家，中医相关医疗机构 11 家；综合性医疗机构 100 家，专科医疗机构 2 家（1 家为非整形美容专业专科医疗机构，1 家为整形美容专业专科医疗机构）。

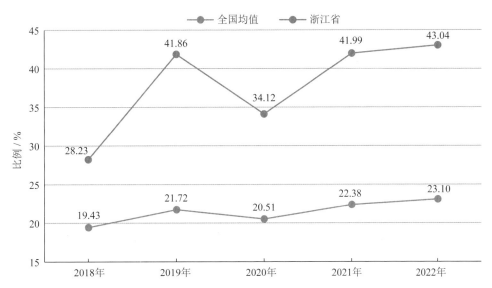

图 2-7-235　2018—2022 年国家医疗质量管理与控制信息网浙江省设有整形美容专业的
医疗机构占比情况

### （二）基本信息指标数据

　　年末科室护医比涉及年末科室医师总人数、科室美容主诊医师总人数以及科室护士总人数。浙江省整形美容专业医师总人数数据共填报 5 年，其年末科室在职医师数量的逐年全国占比见图 2-7-236。

2022年，年末科室在职医师共701人，美容主诊医师共410人，在职护士共368人，对应的护医比1和护医比2见图2-7-237，可见浙江省护医比低于全国均值。

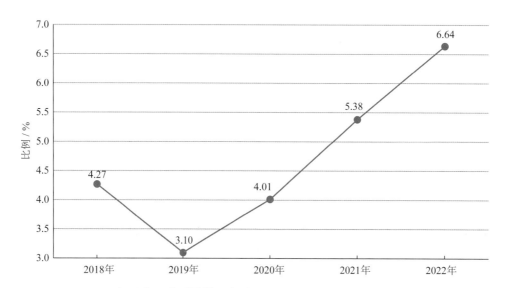

图2-7-236　2018—2022年国家医疗质量管理与控制信息网浙江省整形美容专业医师数量全国占比情况

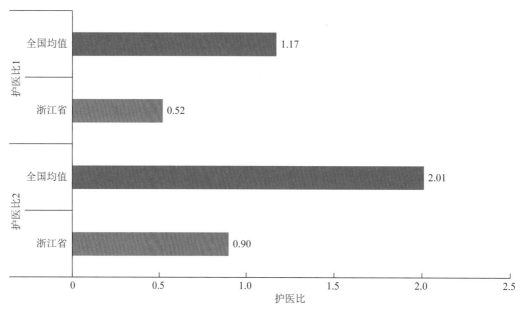

护医比1指护士总人数与年末科室医师总人数的比值；护医比2指护士总人数与年末科室美容主诊医师总人数的比值。

图2-7-237　2022年国家医疗质量管理与控制信息网浙江省整形美容专业护医比

　　2018—2022年浙江省整形美容专业医师学位占比及与全国均值比较情况见图2-7-238，可见浙江省整形美容专业医师学位以硕士学位和学士学位居多，其次是博士学位，学士以下学位占比最低。

　　2018—2022年浙江省整形美容医师专业背景占比及与全国均值比较情况见图2-7-239，可见浙江省从事整形美容工作的医师专业背景占比近年来波动较大，但整体以整形专业出身医师居多。

　　2022年，浙江省设有整形美容专业的医疗机构开放床位数总量为101 454张，其中整形美容科室开放床位总量为567张，占比为0.56%，低于全国均值（1.17%）。

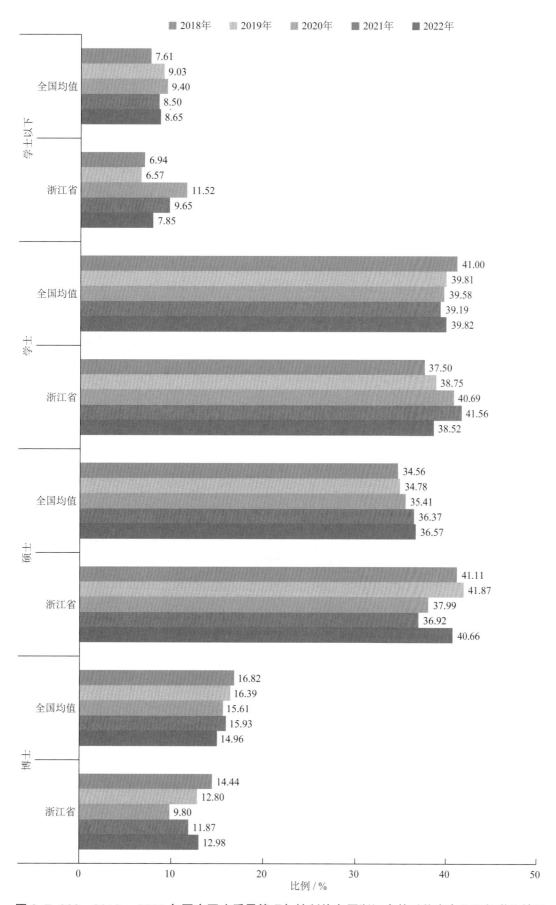

图 2-7-238  2018—2022 年国家医疗质量管理与控制信息网浙江省整形美容专业医师学位情况

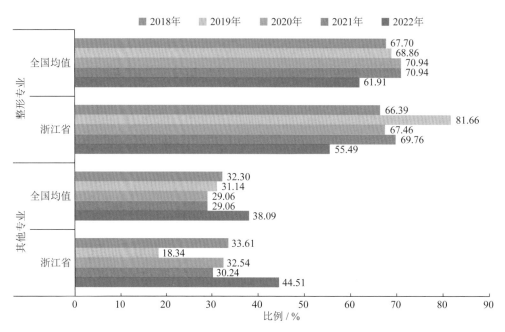

图 2-7-239 2018—2022 年国家医疗质量管理与控制信息网浙江省整形美容专业医师专业背景情况

### （三）病房相关指标数据

2022 年浙江省整形美容专业病房收治患者总数量为 18 972 人次，占全国总数量的 5.13%。2019—2022 年浙江省设有整形美容专业的医疗机构病房患者中，创伤性疾病患者占比较高，先天性疾病患者占比低于全国均值，而美容性需求占比高于全国均值（图 2-7-240）。

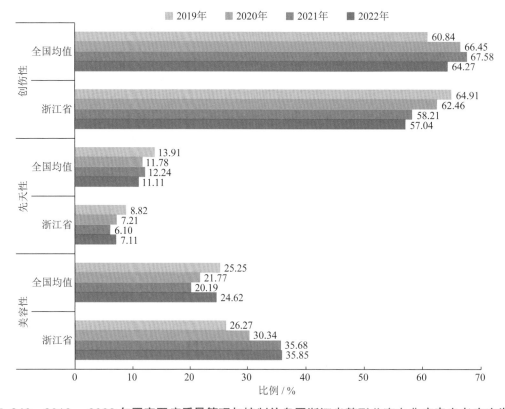

图 2-7-240 2019—2022 年国家医疗质量管理与控制信息网浙江省整形美容专业病房患者疾病类型分布

在整形美容专业医疗机构住院患者Ⅰ类切口围手术期抗生素使用率方面，浙江省的数据为11.73%，低于全国均值（16.98%）；在Ⅰ类切口手术感染率方面，浙江省的数据为0.09%，低于全国均值（0.39%）。

**（四）门诊相关指标数据**

在整形美容专业门诊指标数据方面，2022年浙江省整形美容专业门诊量总计1 765 880人次，占全国门诊量的12.13%。在门诊患者治疗类型方面，浙江省门诊患者接受光电项目和传统手术治疗的占比较高，整体来看，不同门诊治疗类型占比与全国均值基本一致（图2-7-241）。

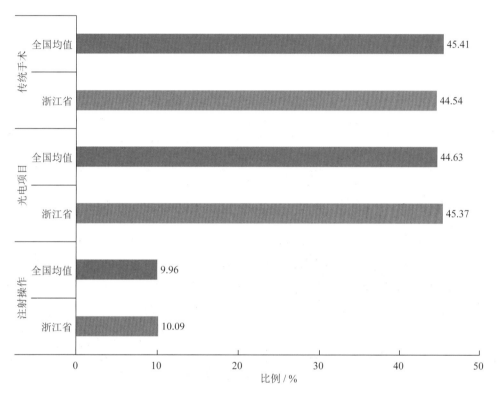

图 2-7-241　2022年国家医疗质量管理与控制信息网浙江省整形美容专业门诊治疗类型分布

2022年，浙江省接受门诊生物材料注射操作的患者中，生物材料单次注射支数≥3支的患者占比为3.54%，低于全国均值（6.87%）；门诊生物材料注射相关并发症患者接诊人数为542人，占全国总数量的6.02%。

**（五）专业协同指标数据**

在协同指标方面，浙江省2022年设有整形美容专业的102家医疗机构中，应用电子病历系统的医疗机构共计97家，占比为95.10%，高于全国均值（87.35%）。麻醉医师协助手术量占比方面，浙江省4.41%的整形美容相关治疗由麻醉医师协助，低于全国均值（12.63%）。

第三章

基于整形美容专业医疗质量控制平台的医疗质量数据分析

## 第一节　整形美容专业医疗质量控制平台简介

整形美容专业医疗质量控制平台（https://www.plasticqc.com）是整形美容专业国家级医疗质量控制中心搭建的网络平台，用于整形美容专业医疗机构的医疗质量控制与管理，旨在提高整形美容行业医疗质量、促进医疗安全、加强临床策略的科学化和规范化。图 3-1-1 为整形美容专业医疗质量控制平台网站首页。

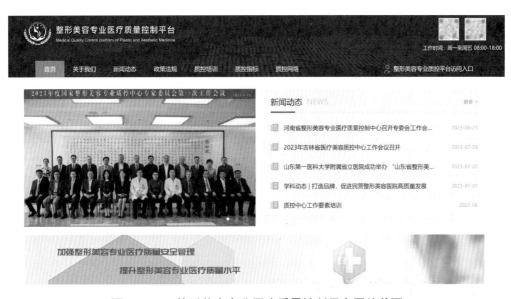

图 3-1-1　整形美容专业医疗质量控制平台网站首页

整形美容专业医疗质量控制平台的医疗质量控制与管理主要包括以下几个方面：发布整形美容专业医疗质控相关新闻动态；发布国家卫生健康委员会颁布的相关医疗政策和法规（含整形美容专业相关）；发布整形美容专业相关医疗安全培训内容；搭建整形美容专业国内医疗安全质控网络；介绍整形美容专业质控指标概念及质控工作要点；搜集临床相关数据，根据数据反馈，对整形美容专业医疗机构进行评估和监测，通过指标的监测和分析，发现质量问题并进行持续改进。

整形美容专业医疗质量控制平台由 2022 年年底开始搭建，2023 年初平台基本功能构建完成，并进入内部测试阶段。经过 3 个月的内部测试，整形美容专业医疗质量控制平台于 2023 年 4 月对外发布，同时整形美容专业国家级医疗质量控制中心发布通知，呼吁国内整形美容相关医疗机构于整形美容专业医疗质量控制平台进行注册并测试。在测试结束后，整形美容专业医疗质量控制平台根据测试数据及电话答疑反馈结果，改善系统填报流程和界面。同时，为进一步抓取 2022 年全年和 2023 年上半年整形美容专业质控数据，整形美容专业国家级医疗质量控制中心于 2023 年 7 月启动填报工作。

本章数据来自于整形美容专业医疗质量控制平台，包括 2022 年全年质控数据（以下简称"平台 2022年"）和 2023 年上半年质控数据（以下简称"平台 2023 年上半年"）两个部分。

## 第二节　医疗机构填报情况分析

### 一、上报完成率

平台 2022 年数据收集的时间范围为 2022 年 1 月 1 日—2022 年 12 月 31 日。经填报反馈，完成填报并提交数据的医疗机构数量共计 1010 家，填报率（完成填报并提交的医疗机构占全部医疗机构的比例）

为 38.51%。经省级整形美容专业质控中心审核通过的医疗机构共计 903 家，上报完成率（经省级质控中心审核通过的医疗机构占全部医疗机构的比例）为 34.43%。

平台 2023 年上半年数据收集的时间范围为 2023 年 1 月 1 日—2023 年 6 月 30 日。经填报反馈，完成填报并提交数据的医疗机构共计 1177 家，填报率为 55.89%。经省级整形美容专业质控中心审核通过的医疗机构共计 1130 家，上报完成率为 53.66%。图 3-2-1 显示不同数据填报系统医疗机构填报情况（NCIS 系统展示 2022 年填报率，整形美容专业医疗质量控制平台展示上报完成率）。

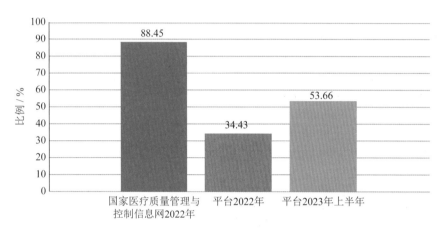

图 3-2-1　不同数据填报系统医疗机构信息填报情况

## 二、整形美容专业医疗机构基本情况

平台 2022 年反馈的经省级整形美容专业质控中心审核通过的 903 家医疗机构中，公立医疗机构共计 204 家（22.59%），民营医疗机构共计 699 家（77.41%）。

平台 2023 年上半年反馈的经省级整形美容专业质控中心审核通过的 1130 家医疗机构中，公立医疗机构共计 154 家（13.63%），民营医疗机构共计 976 家（86.37%）。

图 3-2-2 显示不同数据填报系统医疗机构类型情况。

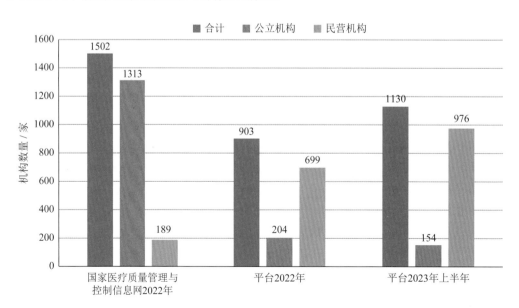

图 3-2-2　不同数据填报系统公立和民营整形美容专业医疗机构数量情况

根据图 3-2-2，2022 年 NCIS 系统中设有整形美容专业的公立医疗机构占比居多。但是，由于整形美容专业具有一定的市场特性，经整形美容专业国家级医疗质量控制中心多次地方调研后发现，民营医疗机构占据约 80% 的中国整形美容市场。因此为进一步推进质控工作，获取民营医疗机构质控数据，整形美容专业医疗质量控制平台数据获取工作加强了对民营医疗机构的督促和鼓励。通过整形美容专业医疗质量控制平台的反馈数据，可以看到民营医疗机构在整形美容专业医疗质量控制平台上的填报积极性较高，数量占比达到了 70% 以上。

## 第三节　基本信息指标数据分析

本节基本信息指标主要为结构指标，包括科室医护情况、医师专业背景、开放床位数等。

### 一、年末科室护医比

2022 年 NCIS 系统显示整形美容专业年末科室医师总人数为 10 561 人，其中公立医疗机构 9259 人（占比 87.67%），民营医疗机构 1302 人（占比 12.33%）；平台 2022 年数据显示年末科室医师总人数为 5847 人，公立医疗机构 1825 人（占比 31.21%），民营医疗机构 4022 人（占比 68.79%）；平台 2023 年上半年（时间截点为 2023 年 6 月 30 日）数据显示年末科室医师总人数为 7263 人，其中公立医疗机构 1485 人（占比 20.45%），民营医疗机构 5778 人（占比 79.55%）。图 3-3-1 显示不同数据填报系统整形美容专业公立医疗机构和民营医疗机构年末科室医师总人数情况。

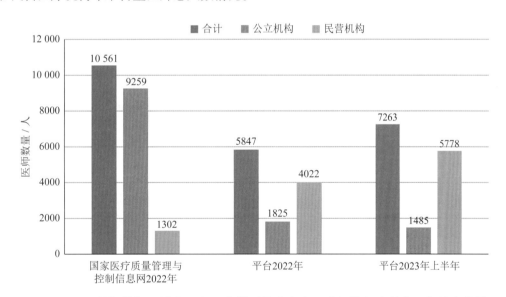

图 3-3-1　不同数据填报系统公立和民营整形美容专业医疗机构年末科室医师总人数情况

NCIS 系统显示，2022 年上报的 10 561 名医师中，共有 6151 人具有美容主诊医师资格，占比为 58.24%，其中公立医疗机构美容主诊医师 5447 人，占比为 88.55%（公立医疗机构内部占比 58.83%）；民营医疗机构美容主诊医师 704 人，占比为 11.45%（民营医疗机构内部占比 54.07%）。平台 2022 年数据显示，5847 名医师中共有 3446 人具有美容主诊医师资格，占比为 58.94%，其中公立医疗机构美容主诊医师 1233 人，占比为 35.78%（公立医疗机构内部占比 67.56%）；民营医疗机构美容主诊医师 2213 人，占比为 64.22%（民营医疗机构内部占比 55.02%）。平台 2023 年上半年数据显示，7263 名医师中共有 4127 人具有美容主诊医师资格，占比为 56.82%，其中公立医疗机构美容主诊医师 945 人，占比为 22.90%（公立医疗机构内部占比 63.64%）；民营医疗机构美容主诊医师 3182 人，占比为 77.10%（民营医疗机构内部占比 55.07%）。

由上述数据可见，不同平台统计的美容主诊医师占全部医师的比例基本稳定。图3-3-2显示不同数据填报系统公立和民营医疗机构中美容主诊医师占全部医师的比例情况。

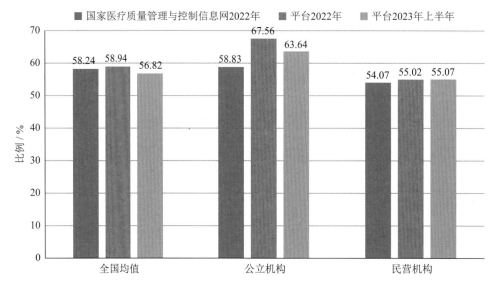

图3-3-2 不同数据填报系统公立和民营整形美容专业医疗机构美容主诊医师比例情况

在护士配置方面，NCIS系统2022年统计整形美容科护士共12 340人，其中公立医疗机构10 088人（占比81.75%），民营医疗机构2252人（占比18.25%）；平台2022年数据显示，2022年全国整形美容科护士共6309人，其中公立医疗机构999人（占比15.83%），民营医疗机构5310人（占比84.17%）；平台2023年上半年数据显示2023年全国整形美容科护士共8036人，其中公立医疗机构565人（占比7.03%），民营医疗机构7471人（占比92.97%）。

综合以上数据（年末科室医师总人数、美容主诊医师人数、护士总人数），可以进一步得出前文提及的"护医比1"和"护医比2"。图3-3-3和图3-3-4分别显示不同数据填报系统公立和民营整形美容专业医疗机构护医比1和护医比2的情况。

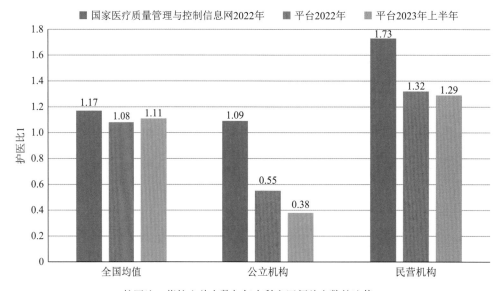

护医比1指护士总人数与年末科室医师总人数的比值。

图3-3-3 不同数据填报系统公立和民营整形美容专业医疗机构护医比1情况

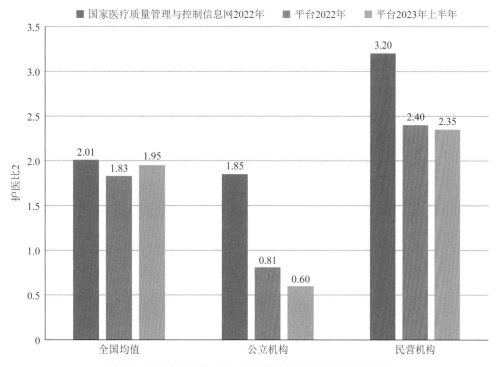

护医比2指护士总人数与年末科室美容主诊医师总人数的比值。

图 3-3-4　不同数据填报系统公立和民营整形美容专业医疗机构护医比 2 情况

由图 3-3-3 和图 3-3-4 可见，护医比 1 和护医比 2 在不同系统反馈的数据较为一致。在不同类型医疗机构的护医比数据方面，虽然整形美容专业医疗质量控制平台数据与 NCIS 系统存在较大差异，但整体趋势可以看出公立医疗机构护医比 1 和护医比 2 均显著低于民营医疗机构，与 NCIS 系统的趋势一致，表明民营医疗机构护理人员配置优于公立医疗机构。

## 二、在职科室医师学位构成情况

图 3-3-5 显示不同数据填报系统反馈的不同类型医疗机构中医师学位的构成情况。由于 NCIS 系统以公立医疗机构数量居多，整形美容专业医疗质量控制平台以民营医疗机构数量居多，因此医师学位构成比例的全国均值会更倾向于该填报系统中数量占比较高的医疗机构类型。

NCIS 系统显示公立医疗机构的整形美容医师以硕士学位和学士学位占比相对较高，其次是博士学位，学士以下学位占比最低。整形美容专业医疗质量控制平台数据显示的趋势与 NCIS 系统基本一致。

NCIS 系统显示民营医疗机构整形美容医师以学士学位和学士以下学位占比相对较高，特别是学士以下学位医师的占比达到了 20% 以上，整形美容专业医疗质量控制平台中改数据的水平更高，达到了 40% 以上。两个数据填报系统的反馈结果趋势基本一致。

综上，由于公立医疗机构可以提供较为优质的职业发展途径和医教研条件，因此高学位的医师可能更倾向于在公立医疗机构提供整形美容服务；民营医疗机构的医师以学士以下学位占比较高，也可间接反映出民营医疗机构的学科建设存在一定困难和短板。

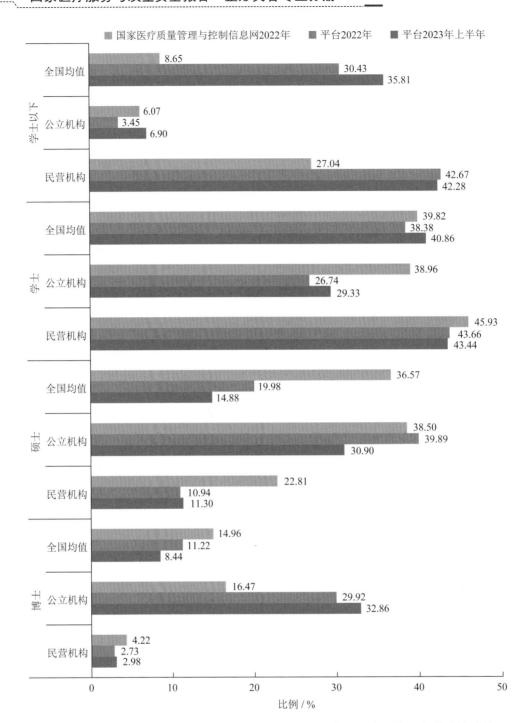

图 3-3-5 不同数据填报系统公立和民营整形美容专业医疗机构医师学位构成情况

### 三、在职科室医师专业背景构成情况

在专业出身方面，NCIS 系统和整形美容专业医疗质量控制平台的反馈结果均显示公立医疗机构和民营医疗机构的医师以整形专业出身居多，均达到了 50% 以上。NCIS 系统中民营医疗机构其他专业出身的医师占比高于公立医疗机构，整形美容专业医疗质量控制平台 2022 年数据和 2023 年上半年数据均显示，民营医疗机构和公立医疗机构其他专业出身的医师占比基本一致。图 3-3-6 为不同数据填报系统中公立和民营医疗机构医师专业背景构成情况。

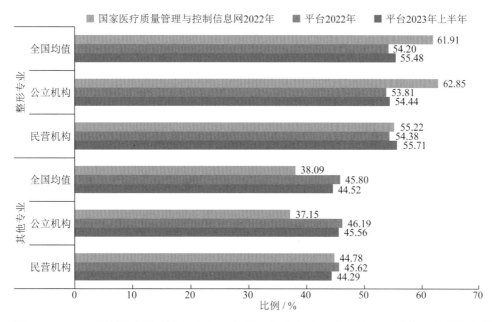

图 3-3-6 不同数据填报系统公立和民营整形美容专业医疗机构医师的专业背景构成情况

## 四、科室开放床位比

2022 年 NCIS 系统统计医疗机构床位情况显示，全国整形美容科开放床位数为 18 298 张，其中公立医疗机构科室开放床位数为 16 531 张，民营医疗机构科室开放床位数为 1767 张；整形美容科室开放床位比的全国均值为 1.17%，公立医疗机构为 1.11%，民营医疗机构为 2.27%。

平台 2022 年数据显示，全国整形美容科开放床位数为 5020 张，其中公立医疗机构 2598 张，民营医疗机构 2422 张；2022 年整形美容科室开放床位比的全国均值为 2.00%，公立医疗机构为 1.14%，民营医疗机构为 10.90%。

平台 2023 年上半年数据显示，全国整形美容科开放床位数为 4667 张，其中公立医疗机构 1847 张，民营医疗机构 2820 张；2023 年上半年整形美容科室开放床位比的全国均值为 2.97%，公立医疗机构为 1.30%，民营医疗机构为 18.87%。

图 3-3-7 显示不同数据填报系统反馈的公立和民营医疗机构整形美容科室开放床位比的情况。

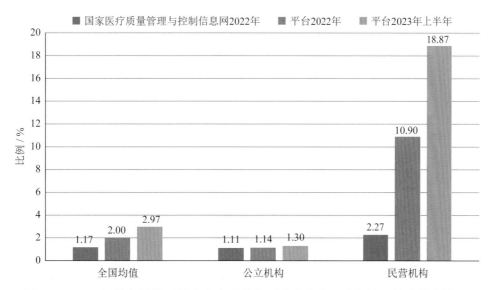

图 3-3-7 不同数据填报系统公立和民营整形美容专业医疗机构开放床位比情况

由图 3-3-7 可见，即便不同数据填报系统所反馈的结果不同，但民营医疗机构科室开放床位比均高于公立医疗机构。整形美容专业医疗质量控制平台所显示的民营医疗机构的科室开放床位比差异较大，考虑是由于不同民营医疗机构配置不同（如专科性质、床位分配等），整形美容科室整体床位数量相对较少，导致出现较大范围的比例波动。

## 第四节　病房相关指标数据分析

本节中病房相关指标包括年科室病房收治患者疾病类型比例、年科室病房 I 类切口围手术期抗生素使用率以及年科室病房 I 类切口手术感染率。

### 一、年科室病房收治患者疾病类型比例

NCIS 系统显示 2022 年全国整形美容科病房收治患者总数为 370 061 人次，其中公立医疗机构 340 720 人次，民营医疗机构 29 341 人次。

整形美容专业医疗质量控制平台 2022 年数据显示全国整形美容科病房收治患者总数为 269 705 人次，其中公立医疗机构 55 098 人次，民营医疗机构 214 607 人次。

整形美容专业医疗质量控制平台 2023 年上半年数据显示全国整形美容科病房收治患者总数为 149 239 人次，其中公立医疗机构 27 698 人次，民营医疗机构 121 541 人次。

由于不同数据填报系统的医疗机构主体不同（NCIS 系统以公立医疗机构为主，整形美容专业医疗质量控制平台以民营医疗机构为主），因此结合两个填报系统的数据来看，全国整形美容专业医疗机构实际的年科室病房收治患者数量应高于各填报系统所反馈的数据。

图 3-4-1 显示不同数据填报系统反馈的不同医疗机构整形美容科病房收治患者疾病类型比例情况。由于不同数据填报系统中上报数据的医疗机构主体不同，因此全国均值存在较大差异，结果更偏向于该填报系统中医疗机构主体的情况。

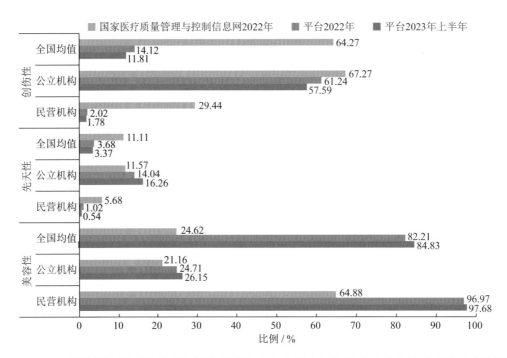

图 3-4-1　不同数据填报系统公立和民营整形美容专业医疗机构科室病房收治患者疾病类型比例

在创伤性疾病方面，整形美容专业医疗质量控制平台公立医疗机构数据与NCIS系统基本一致，均显示收治患者的疾病类型以创伤性疾病为主，约占60%，说明公立医疗机构整形美容科以修复重建为主要治疗导向。整形美容专业医疗质量控制平台反馈的民营医疗机构数据与NCIS系统数据有所差异，原因可能是NCIS系统参与填报的民营医疗机构数量较少。

在先天性疾病方面，两个数据填报系统反馈的结果相对一致。公立医疗机构病房收治的先天性疾病患者仅占10%左右，民营医疗机构收治先天性疾病的患者占比则更低。

在美容性需求方面，虽然两个数据填报系统的结果差异较大（公立医疗机构数据基本一致），但整体反馈的结果是民营医疗机构大多数收治群体为美容性需求人群，在整形美容专业医疗质量控制平台中该数据更是到达了95%以上，表明民营医疗机构以收治美容性需求人群为主，这也符合民营医疗机构的运作需求。

## 二、年科室病房Ⅰ类切口围手术期抗生素使用率

由于不同数据填报系统的医疗机构主体不同，因此科室病房Ⅰ类切口围手术期抗生素使用率的全国均值可能更倾向于反映对应填报系统中医疗机构主体的情况。NCIS系统显示2022年整形美容科室病房Ⅰ类切口围手术期抗生素使用率的全国均值为16.98%，公立医疗机构为13.35%，民营医疗机构为45.28%。

整形美容专业医疗质量控制平台2022年数据显示，整形美容科室病房Ⅰ类切口围手术期抗生素使用率的全国均值为43.73%，公立医疗机构为24.32%，民营医疗机构为53.13%。

整形美容专业医疗质量控制平台2023年上半年数据显示，整形美容科室病房Ⅰ类切口围手术期抗生素使用率的全国均值为34.34%，公立医疗机构为30.11%，民营医疗机构为35.21%。

图3-4-2显示不同数据填报系统公立和民营医疗机构整形美容科室病房Ⅰ类切口围手术期抗生素使用率的情况。

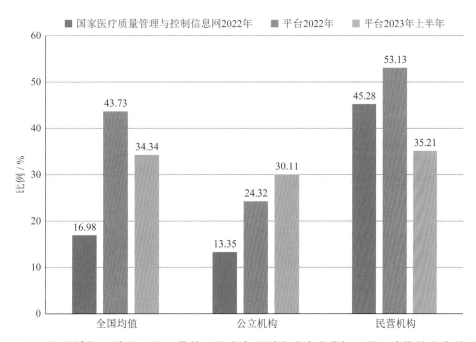

图3-4-2　不同数据填报系统公立和民营整形美容专业科室病房Ⅰ类切口围手术期抗生素使用率情况

由图3-4-2可见，虽然不同数据填报系统反馈的抗生素使用率数据存在一定差异，但是整体结果相对一致，即民营医疗机构住院患者Ⅰ类切口围手术期抗生素使用率相对较高，最高可达50%以上，其原因可能是民营医疗机构对于围手术期感染治疗相对谨慎，因此用药较为激进。

### 三、年科室病房 I 类切口手术感染率

图 3-4-3 显示不同数据填报系统公立和民营医疗机构整形美容科室病房 I 类切口手术感染率情况。不同数据填报系统中年科室病房 I 类切口手术感染率均不超过 1%，且平台 2022 年数据与 NCIS 系统相对一致，即公立医疗机构科室病房 I 类切口手术感染率高于民营医疗机构。其原因可能涉及抗生素使用、无菌操作、手术室环境等诸多方面。

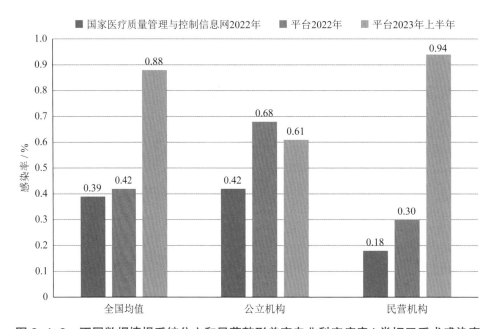

图 3-4-3　不同数据填报系统公立和民营整形美容专业科室病房 I 类切口手术感染率

## 第五节　门诊相关指标数据分析

本节中门诊相关指标包括年科室门诊患者治疗类型比例、年科室门诊生物材料单次注射支数≥3 支的患者比例以及门诊生物材料注射美容并发症接诊情况。

### 一、年科室门诊患者治疗类型比例

NCIS 系统显示 2022 年整形美容专业科室门诊量总数为 14 561 299 人次，其中公立医疗机构 13 256 079 人次，民营医疗机构 1 305 220 人次；整形美容专业医疗质量控制平台 2022 年数据显示整形美容专业科室门诊量总数为 5 289 995 人次，其中公立医疗机构 2 589 176 人次，民营医疗机构 2 700 819 人次；整形美容专业医疗质量控制平台 2023 年上半年数据显示整形美容专业科室门诊量总数为 5 361 476 人次，其中公立医疗机构 3 335 545 人次，民营医疗机构 2 025 931 人次。NCIS 系统中整形美容专业门诊量总人次每年均有所增长，且 2022 年较 2019 年上涨 1 倍有余，整形美容专业医疗质量控制平台所反馈的数据显示，2023 年上半年的门诊量已超过 2022 年全年的门诊量。综上所述，整形美容专业科室门诊量正在迅速增长。

图 3-5-1 为不同数据填报系统公立和民营医疗机构门诊患者治疗类型比例的情况，可见公立医疗机构门诊患者治疗类型以传统手术和光电项目为主，尤以传统手术占比最高，而注射操作占比不足 10%；民营医疗机构门诊患者治疗类型同样以传统手术和光电项目为主，但是注射操作的占比可以达到 20% 左右，

高于公立医疗机构。综上所述，民营医疗机构门诊患者治疗类型构成较公立医疗机构更加均衡，更符合民营医疗机构的运作模式需求。

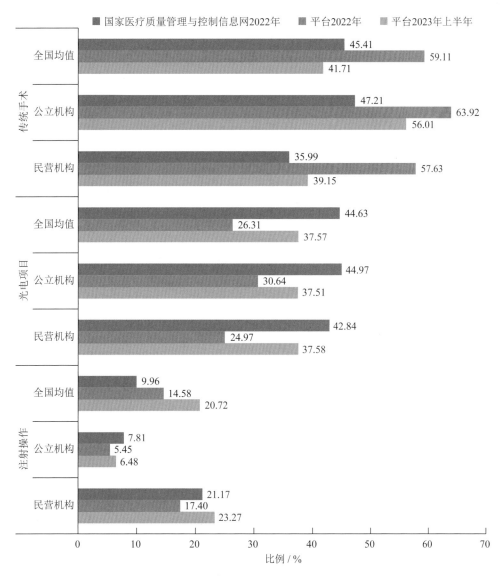

图 3-5-1　不同数据填报系统公立和民营整形美容专业科室门诊患者治疗类型分布

## 二、年科室门诊生物材料单次注射支数≥3 支的患者比例

由于不同数据填报系统的医疗机构主体不同，因此各填报系统中年科室门诊生物材料单次注射支数≥3 支的患者比例的全国均值可能更倾向于反映该系统填报医疗机构主体的情况。NCIS 系统显示，2022 年公立医疗机构年科室门诊生物材料单次注射支数≥3 支的患者比例不足 5%，而民营医疗机构该指标数据为公立医疗机构的 2 倍有余；整形美容专业医疗质量控制平台 2022 年和 2023 年上半年数据显示，民营医疗机构年科室门诊生物材料单次注射支数≥3 支的患者比例分别约为公立医疗机构的 5 倍和 3 倍。从整体结果来看，整形美容专业医疗质量控制平台数据与 NCIS 系统数据基本一致，即民营医疗机构年科室门诊生物材料单次注射支数≥3 支的患者比例相对较高，考虑公立医疗机构对于注射剂量相较民营医疗机构更为保守和谨慎。图 3-5-2 显示不同数据填报系统公立和民营医疗机构门诊生物材料单次注射支数≥3 支的患者比例情况。

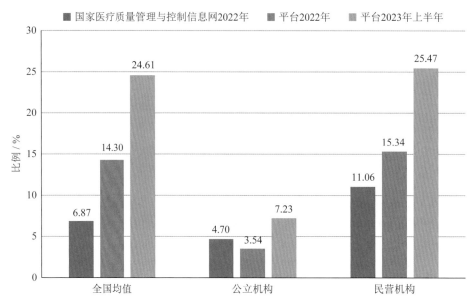

图 3-5-2　不同数据填报系统公立和民营整形美容专业科室门诊生物材料单次注射支数≥3 支的患者比例

### 三、年科室门诊生物材料注射美容并发症接诊情况

NCIS 系统显示，2022 年全国整形美容专业科室门诊生物材料注射美容并发症接诊总人数为 8998 人，其中公立医疗机构 8422 人，民营医疗机构 576 人。

整形美容专业医疗质量控制平台 2022 年数据显示，全国整形美容专业科室门诊生物材料注射美容并发症接诊人数为 11 456 人，其中公立医疗机构 1269 人，民营医疗机构 10 187 人。整形美容专业医疗质量控制平台 2023 年上半年数据显示，全国整形美容专业科室门诊生物材料注射美容并发症接诊人数为 1464 人，其中公立医疗机构 694 人，民营医疗机构 770 人。

NCIS 系统和整形美容专业医疗质量控制平台 2022 年数据并不一致，除填报医疗机构主体类型不同的因素外，民营医疗机构门诊注射操作的比例本就高于公立医疗机构，同时整形美容专业医疗质量控制平台 2022 年数据反映出民营医疗机构注射美容并发症就诊人数也较多，这些数据说明民营医疗机构存在一定的接诊注射美容并发症患者的能力。但是结合 NCIS 系统所显示的公立医疗机构注射操作的极低占比以及较多的注射美容并发症接诊人数，说明公立医疗机构接诊的注射美容并发症人群有较大比例可能来自于民营医疗机构。综上所述，整形美容专业医疗质量控制平台数据进一步支持了依据 NCIS 系统的推测，即注射美容患者如出现注射美容并发症，可能会优先就诊于首诊医疗机构，如首诊医疗机构处理效果不佳，患者则倾向于前往较大的公立医疗机构进一步就诊治疗。

"降低注射美容并发症发生率"是国家整形美容专业质控工作的年度改进目标，整形美容专业国家级医疗质量控制中心在 2023 年进行了多次注射美容相关培训。结合整形美容专业医疗质量控制平台 2023 年上半年数据来看，注射美容并发症的接诊人数有所降低。

## 第六节　专业协同指标数据分析

本节专业协同指标包括整形美容科电子病历系统应用占比和麻醉医师协助手术量占比。

### 一、整形美容科电子病历系统应用占比

图 3-6-1 显示不同数据填报系统公立和民营医疗机构整形美容科电子病历系统的应用情况。由于不同数据填报系统的填报医疗机构主体不同，因此其数据所反馈的全国均值可能更倾向于反映填报医疗机构主体的情况。由图 3-6-1 可见，虽然不同数据填报系统反馈的结果有所差异，但是整体倾向一致，即公立医疗机构已有 80% 以上应用了电子病历系统，而民营医疗机构应用电子病历系统的比例相对较低；在整形美容专业医疗质量控制平台的反馈数据中，民营医疗机构仅有 1 / 5 左右应用电子病历系统。

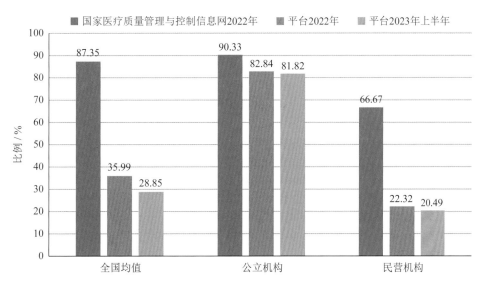

图 3-6-1　不同数据填报系统公立和民营整形美容科电子病历系统应用情况

### 二、麻醉医师协助手术量占比

麻醉医师协助手术量占比在 NCIS 系统中的结果与整形美容专业医疗质量控制平台的结果并不一致。NCIS 系统显示民营医疗机构麻醉医师协助手术量占比为 17.63%，高于公立医疗机构（11.97%）。整形美容专业医疗质量控制平台中该指标 2022 年数据和 2023 年上半年数据均显著低于 NCIS 系统，且公立医疗机构中麻醉医师协助手术量占比高于民营医疗机构。图 3-6-2 显示不同填报系统公立和民营医疗机构麻醉医师协助手术量占比的情况。

由图 3-6-2 可见，整形美容专业医疗质量控制平台 2022 年和 2023 年上半年数据显示，民营医疗机构麻醉医师协助手术量占比低于公立医疗机构。除填报系统中医疗机构主体不同的因素外，还应考虑与民营医疗机构的治疗以局麻治疗相对更多，手术量大，从而导致比例变化有关。

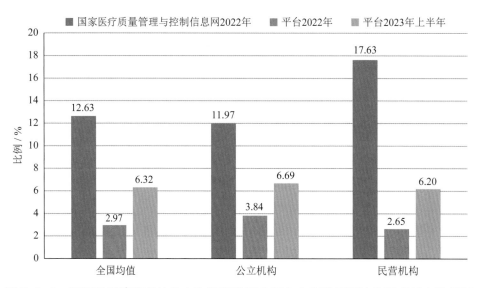

图 3-6-2　不同数据填报系统公立和民营整形美容专业麻醉医师协助手术量占比情况

# 第四章

# 整形美容专业年度改进目标数据分析

## 第一节　整形美容专业年度改进目标简介

专业年度改进目标是国家卫生健康委员会医疗安全质控工作的重点内容，旨在改进各专业范围内最为突出的医疗安全问题。国家整形美容专业 2023 年年度改进目标为"降低注射美容并发症发生率"。

注射美容是目前整形美容专业的主流医美项目。通过 NCIS 系统初步统计，每年至少有 30 万人次在公立医疗机构进行注射美容项目。注射美容的主要生物学材料为透明质酸、胶原蛋白、肉毒毒素等；主要的不良反应有局部红斑、肉芽肿；严重的不良反应有中毒反应、血管栓塞，近些年来也有脑梗死、甚至死亡的病例报道。这些并发症的产生与医师对患者 / 求美者的评估、医师的注射技术以及药物剂量选择等因素密切相关，积极地干预可以有效降低注射美容并发症的发生率，保障患者 / 求美者的医疗安全。

## 第二节　整形美容专业年度改进目标的改进策略

整形美容专业国家级医疗质量控制中心于 2023 年初召开全国质控会议，在会议上发布了 2023 年度整形美容专业年度改进目标，并组织专家委员会、工作组对各地区质控相关单位、质控相关人员进行宣教、解读，并制定和发布了改进策略。

造成注射美容并发症的重要环节包括生物材料的合法性，注射环境是否符合医疗要求，注射医师是否具有相关资质等。改进策略如下：①加强医疗机构（特别是民营医疗机构）注射生物材料的合法性、合规性以及对生物材料合理使用的认知，定期对医疗机构的药品来源途径以及使用方式进行督查。②在注射环境方面，医疗机构应设立抽查小组，对医疗机构注射室的细菌环境条件进行抽样调查，同时制定注射室管理规则和制度，按要求对可见台面和注射室环境进行定期消杀。③注射医师是质控工作的重点对象，医疗机构人事部门、医务处应成立医师资格审查小组，对进行注射美容的医师进行资格审查，需具备执业医师资格且经过正规的注射美容培训才能进行注射操作。同时应设立定期考核机制，对注射美容解剖学、常见不良反应的处理进行定期考核，考核不合格者应进行重新培训，合格后才可返岗。④加强并发症的鉴别和处理能力，医疗机构质控部门应定期组织医师进行注射美容并发症鉴别和处理能力培训，与三甲医院整形外科、急诊科和重症医学科建立联合救治团体，对于急危重症型注射美容并发症，做到及时、有效地处理。

## 第三节　整形美容专业年度改进目标数据分析

注射美容并发症发生率指标通过 NCIS 系统和整形美容专业医疗质量控制平台进行收集。由于填报工作时间的限制，将 NCIS 系统收集的数据作为年度改进目标的基线值，代表 2022 年的整体水平（数据收集时间范围为 2022 年 1 月 1 日—2022 年 12 月 31 日），而整形美容专业医疗质量控制平台收集的数据为年度改进目标在 2023 年经过实施改进策略后半年的评估水平（数据收集时间范围为 2023 年 1 月 1 日—2023 年 6 月 30 日），以此评估改进策略的初步成效。

经统计，NCIS 系统中公立医疗机构整形美容专业的注射美容并发症发生率为 2.65%，民营医疗机构为 0.35%。需要注意的是，公立医疗机构和民营医疗机构上报的数据不代表医疗机构自身发生的注射美容并发症发生率。

整形美容专业国家级医疗质量控制中心积极施行年度改进目标的改进策略，组织多次线上和线下会议，邀请业内知名专家就注射美容相关的医疗安全问题进行宣教和培训。现基于整形美容专业医疗质量控制平台就改进策略的成效进行数据收集、分析和反馈。

经统计，整形美容专业医疗质量控制平台显示公立医疗机构整形美容专业的注射美容并发症发生率为 2.33%，而民营医疗机构为 0.13%。需要注意的是，公立医疗机构和民营医疗机构上报的数据不代表医疗机构自身发生的注射美容并发症发生率。表 4-3-1 显示不同数据填报系统反馈的年度改进目标数据。

表 4-3-1　整形美容专业年度改进目标的效果　　　　　　　　　　　　　　　（单位：%）

| | 2022 年基线值 | 2023 年改进后数值 |
| --- | --- | --- |
| 注射美容并发症发生率 | | |
| 公立医疗机构 | 2.65 | 2.33 |
| 民营医疗机构 | 0.35 | 0.13 |

注：2022 年基线值来自于国家医疗质量管理与控制信息网 2022 年全年数据统计；2023 年改进后数值来自于整形美容专业医疗质量控制平台 2023 年上半年数据统计。

就上述两个数据填报系统的反馈结果来看，经过制定、发布和实施改进策略后，公立医疗机构和民营医疗机构的注射美容并发症发生率均有所下降。

需要说明的是，NCIS 系统统计了 1502 家医疗机构的有效数据，其中公立医疗机构占比为 87.42%，民营医疗机构占比为 12.58%；整形美容专业医疗质量控制平台统计了 1130 家医疗机构的有效数据，其中公立医疗机构占比为 13.63%，民营医疗机构占比为 86.37%。由上述医疗机构类型占比可以看出，NCIS 系统以公立医疗机构为主，整形美容专业医疗质量控制平台以民营医疗机构为主，因此，全国均值可能会存在一定的偏倚。故上述数据主要展现整形美容专业公立医疗机构和民营医疗机构的数据。在后续数据分析中，通过两个系统的互补分析，将有助于进一步改善偏倚水平。

# 第五章

## 整形美容专业单病种指标数据分析

## 第一节　整形美容专业单病种指标简介

单病种质量管理是规范临床诊疗行为，改进与完善医疗质量体系，提高医疗服务水平的重要措施，也是三级综合医院质量评价的重要指标之一。2009 年卫生部发布的《卫生部办公厅关于开展单病种质量管理控制工作有关问题的通知》（卫办医政函〔2009〕757 号）将单病种质量管理控制工作纳入质控工作要求。为了进一步评估专业内单病种情况，整形美容专业国家级医疗质量控制中心根据国家卫生健康委员会医疗安全质控工作要求，在专家委员会的指导下，于 2023 年制定单病种质控指标，即"乳腺癌术后乳房再造"相关指标。

乳腺癌术后患者由于乳房缺如，生活质量受到影响。因此，随着乳腺癌患者对生活质量追求的提高和整形修复技术的进步，越来越多的乳腺癌患者选择 I 期乳房再造以修复自身乳房形态，重塑生活自信。但是由于乳房再造往往需要借助乳房硅凝胶假体或组织扩张器这样的人体异物置入，手术部位并发症发生率相对较高，尤其是手术部位感染，一旦发生，可能需要进行清创、异物取出等手术操作，从而对乳腺癌患者造成二次损伤。加强单病种乳腺癌术后乳房再造的质控工作，可以规范手术操作流程，降低并发症发生率，从而提高患者的医疗安全。

整形美容专业 2023 年乳腺癌术后乳房再造单病种共计 3 项质控指标，分别是结构指标"年科室乳腺癌术后 I 期乳房再造比例"、过程指标"年乳腺癌术后 I 期乳房再造围手术期抗生素使用率"和结果指标"年乳腺癌术后 I 期乳房再造手术部位感染率"。上述指标数据均通过 NCIS 系统获得。

## 第二节　整形美容专业单病种指标数据分析

基于 NCIS 系统，2022 年全国整形美容专业医疗机构可统计的乳腺癌手术共计 30 530 例（公立医疗机构上报 29 906 例，占比为 97.96%；民营医疗机构上报 624 例，占比 2.04%），因无法获取非整形美容专业医疗机构的数据，因此实际的全年乳腺癌手术总量应远高于该数据。

2022 年全年乳腺癌术后 I 期乳房再造总治疗量为 1969 例（公立医疗机构 1954 例，占比 99.24%；民营医疗机构 15 例，占比 0.76%），占可统计全年乳腺癌手术总量的 6.45%。在这 1969 例接受 I 期乳房再造的患者中，有 1700 例在围手术期使用了抗生素（公立医疗机构 1693 例，占比 99.59%；民营医疗机构 7 例，占比 0.41%），占比为 86.34%（公立医疗机构占比 86.64%；民营医疗机构占比 46.67%）；42 例患者发生了手术部位感染（公立医疗机构 40 例，占比 95.24%；民营医疗机构 2 例，占比 4.76%），占比为 2.13%（公立医疗机构占比 2.05%；民营医疗机构占比 13.33%）。图 5-2-1 显示了 2020—2022 年乳腺癌术后乳房再造单病种指标数据变化情况。

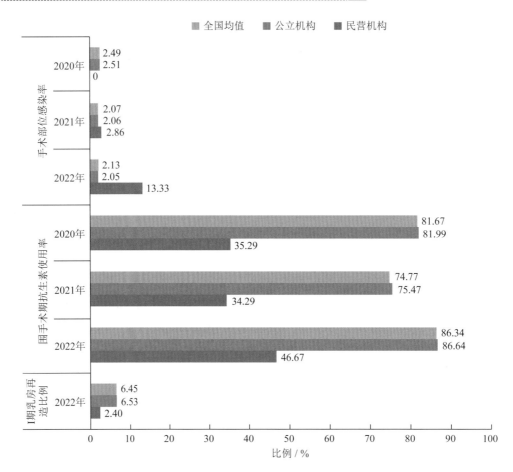

图 5-2-1　2020—2022 年国家医疗质量管理与控制信息网整形美容专业乳腺癌术后
乳房再造单病种指标数据变化

　　由图 5-2-1 可见，乳腺癌术后 I 期乳房再造手术以公立医疗机构开展较为广泛，考虑到公立医疗机构，特别是综合性公立医疗机构可同时设立乳腺外科和整形美容科，因此有条件完成乳腺癌患者同期的乳房再造手术。公立医疗机构在进行乳腺癌术后 I 期乳房再造时，围手术期抗生素使用较为普遍，且在 2022 年出现最高值（86.64%），同时伴有手术部位感染率的下降，达到近年来的最低值（2.05%）。民营医疗机构 2020—2022 年围手术期抗生素使用率提高，同时手术部位感染率也有所升高，考虑主要原因为民营医疗机构开展该类手术较少，因此数据波动性较大。未来仍需进一步引导民营医疗机构开展修复重建类手术，加强公益导向，提升其为人民群众健康服务的能力。

# 第六章

## 整形美容专业医疗质量控制指标
## 数据分析

## 第一节　整形美容专业医疗质量控制指标简介

整形美容专业医疗质控指标是国家卫生健康委员会针对不同专业特点，组织相应专业国家质控中心根据专业质控工作需求所制定的具有专业特点并兼顾专业重要医疗安全问题改进方向的指标。

整形美容专业市场分布不均且亚专业繁多，医疗质控指标一方面需要兼顾公立医疗机构和民营医疗机构各自的诊疗特点，另一方面还需要考虑到亚专业较为突出的医疗安全问题。结合上述背景，整形美容专业国家级医疗质量控制中心结合亚专业工作组提交的改进目标，根据专家委员会的意见进行增减和修正，拟定了"整形美容专业医疗质量控制指标（2023年版）"，最终经过国家卫生健康委员会审核并发布。

为了初步获取整形美容专业医疗质控指标数据的基线水平，了解现有整形美容专业医疗质控指标的分布状态，本报告借助整形美容专业医疗质量控制平台获取了相应的医疗质控指标数据。

## 第二节　整形美容专业医疗质量控制指标数据分析

本节数据来自整形美容专业医疗质量控制平台2022年数据，数据获取的时间范围为2022年1月1日—2022年12月31日。整形美容专业医疗质量控制平台2022年数据填报工作共计获得903家整形美容专业医疗机构的有效数据，其中公立医疗机构204家，民营医疗机构699家。整形美容专业医疗质量控制平台2022年全部医疗质控指标数据见表6-2-1。

表6-2-1　整形美容专业医疗质量控制平台2022年整形美容专业医疗质控指标情况　（单位：%）

| 医疗质控指标 | 全国均值 | 公立机构 | 民营机构 |
|---|---|---|---|
| 门诊手术患者Ⅰ类切口围手术期预防性抗生素使用率 | 26.05 | 11.03 | 40.28 |
| 住院手术患者Ⅰ类切口围手术期预防性抗生素使用率 | 44.76 | 22.86 | 64.22 |
| 手术切口甲级愈合率 | 88.78 | 83.61 | 94.05 |
| 乳腺癌术后Ⅰ期乳房再造围手术期抗生素使用率 | 91.99 | 91.98 | 92.31 |
| 乳腺癌术后Ⅰ期乳房再造手术部位感染率 | 2.29 | 2.12 | 7.69 |
| 重睑术后非计划二次手术率 | 6.27 | 1.55 | 8.29 |
| 住院吸脂术后12 h内血压记录率 | 91.90 | 98.82 | 89.38 |
| 阴道紧缩术直肠损伤率 | 1.12 | 1.60 | 0.86 |
| 毛发移植术后早期毛囊炎发生率 | 2.54 | 2.14 | 2.60 |
| 透明质酸单次注射剂量≥5 mL的患者比例 | 23.95 | 10.35 | 24.68 |

### 一、门诊手术患者Ⅰ类切口围手术期预防性抗生素使用率

指标说明：该指标适用于门诊患者；"预防性抗生素使用"是指于术前0.5～1 h至术后24 h期间，为预防手术相关感染发生而进行的抗生素使用；"抗生素使用"仅针对与Ⅰ类手术切口相关的预防性抗生素

使用，非 I 类手术切口相关的抗生素使用不纳入统计，治疗性抗生素使用不纳入统计；按照《医疗机构手术分级管理办法》的定义，围手术期是指患者术前 24 h 至与本次手术有关的治疗基本结束。

整形美容专业医疗质量控制平台 2022 年数据显示，903 家医疗机构中门诊手术患者 I 类切口围手术期预防性抗生素使用率为 26.05%，公立医疗机构为 11.03%，民营医疗机构为 40.28%。由此可见，在门诊手术治疗过程中，民营医疗机构对于抗生素的预防性使用限制相对宽泛。

## 二、住院手术患者 I 类切口围手术期预防性抗生素使用率

指标说明：该指标适用于住院患者（含日间）；"预防性抗生素使用"是指于术前 0.5～1 h 至术后 24 h 期间，为预防手术相关感染发生而进行的抗生素使用；"抗生素使用"仅针对与 I 类手术切口相关的预防性抗生素使用，非 I 类手术切口相关的抗生素使用不纳入统计，治疗性抗生素使用不纳入统计；按照《医疗机构手术分级管理办法》的定义，围手术期是指患者术前 24 h 至与本次手术有关的治疗基本结束。

整形美容专业医疗质量控制平台 2022 年数据显示，903 家医疗机构中住院手术患者 I 类切口围手术期预防性抗生素使用率为 44.76%，公立医疗机构为 22.86%，民营医疗机构为 64.22%。由此可见，在住院手术治疗的过程中，民营医疗机构对于抗生素的预防性使用限制更为宽泛。相较于门诊手术患者 I 类切口围手术期预防性抗生素使用率，公立医疗机构和民营医疗机构住院患者的抗生素使用率均较高，可见医疗机构对于住院患者的感染干预更为积极。

## 三、手术切口甲级愈合率

指标说明：该指标适用于门诊及住院（含日间）患者；手术切口甲级愈合指切口愈合优良，即没有不良反应的愈合。

整形美容专业医疗质量控制平台 2022 年数据显示，903 家医疗机构的患者中手术切口甲级愈合率为 88.78%，公立医疗机构为 83.61%，民营医疗机构为 94.05%。由此可见，整形美容相关医疗机构整体手术切口甲级愈合率较高，民营医疗机构甲级愈合率高于公立医疗机构。

## 四、乳腺癌术后 I 期乳房再造围手术期抗生素使用率

指标说明：抗生素使用仅针对与 I 期乳房再造相关的预防性和（或）治疗性抗生素使用，非 I 期乳房再造相关的抗生素使用不纳入统计；按照《医疗机构手术分级管理办法》中的定义，围手术期是指患者术前 24 h 至与本次手术有关的治疗基本结束。

整形美容专业医疗质量控制平台 2022 年数据显示，乳腺癌术后 I 乳房再造主要于公立医疗机构进行（公立医疗机构合计 424 人次，民营医疗机构合计 13 人次），903 家医疗机构中乳腺癌术后 I 期乳房再造围手术期抗生素使用率为 91.99%，公立医疗机构为 91.98%，民营医疗机构为 92.31%。由此可见，医疗机构进行乳腺癌术后 I 期乳房再造围手术期抗生素使用率均较高，考虑与手术难度大、时间长、异物植入等感染风险因素相关。

## 五、乳腺癌术后 I 期乳房再造手术部位感染率

指标说明：该指标仅针对 I 期乳房再造手术部位的感染，非手术部位的感染不纳入统计；手术部位的感染指目标手术区域切口的感染，非手术部位的感染指 I 期乳房再造术后出现的如泌尿系感染、肺部感染

等非直接手术部位的感染。

整形美容专业医疗质量控制平台 2022 年数据显示，乳腺癌术后 I 期乳房再造主要于公立医疗机构进行（公立医疗机构合计 424 人次，民营医疗机构合计 13 人次），903 家医疗机构中乳腺癌术后 I 期乳房再造手术部位感染率为 2.29%，公立医疗机构为 2.12%，民营医疗机构为 7.69%。由此可见，即便医疗机构积极进行抗生素使用，乳腺癌术后 I 期乳房再造手术部位感染率仍较高。

### 六、重睑术后非计划二次手术率

指标说明："非计划二次手术"指重睑术后患者因外观不满意等各种原因进行的非计划的二次或多次手术，时间限定范围为术后 1 年内。

重睑术是整形美容相关医疗机构的常见手术术式，整形美容专业医疗质量控制平台 2022 年数据显示，903 家医疗机构共计实施重睑术 70 603 人次，其中公立医疗机构实施 21 174 人次，民营医疗机构实施 49 429 人次。903 家医疗机构中重睑术后非计划二次手术率为 6.27%，公立医疗机构为 1.55%，民营医疗机构为 8.29%。由此可见，民营医疗机构重睑术后非计划二次手术率相对较高。

### 七、住院吸脂术后 12 h 内血压记录率

指标说明：该指标统计的是住院患者（含日间）；吸脂术后 12 h 内的单次血压检测或持续血压监测均可纳入统计。

吸脂术是整形美容相关医疗机构的常见手术术式，包括单纯吸脂塑形、吸脂填充等多种组合术式。整形美容专业医疗质量控制平台 2022 年数据显示，903 家医疗机构共计实施吸脂术 20 547 人次，其中公立医疗机构 5488 人次，民营医疗机构 15 059 人次。903 家医疗机构中住院吸脂术后 12 h 内血压记录率为 91.90%，公立医疗机构为 98.82%，民营医疗机构为 89.38%。由此可见，医疗机构能够对绝大多数吸脂患者术后 12 h 内进行至少 1 次血压检测。但由于部分住院患者，特别是日间患者，术后可能即刻离院，导致医疗机构未能及时实施血压检测，可能使该数据有所偏差。虽然该指标整体执行率较好，但仍应进一步加强患者吸脂术后血压检测的工作力度。

### 八、阴道紧缩术直肠损伤率

指标说明：阴道紧缩术直肠损伤是指阴道紧缩手术导致的直肠破裂、直肠阴道瘘、直肠出血等直肠组织的损伤。

阴道紧缩术是整形美容相关医疗机构的常见手术术式。整形美容专业医疗质量控制平台 2022 年数据显示，903 家医疗机构共计实施阴道紧缩术 717 人次，其中公立医疗机构实施 250 人次，民营医疗机构实施 467 人次。903 家医疗机构中阴道紧缩术直肠损伤率为 1.12%，公立医疗机构为 1.60%，民营医疗机构为 0.86%。由此可见，阴道紧缩术直肠损伤的概率较高，且公立医疗机构发生率高于民营医疗机构。

### 九、毛发移植术后早期毛囊炎发生率

指标说明：毛发移植术后患者住院、随访、复诊中发现的早期毛囊炎均纳入统计；早期毛囊炎是指术后 10 d 内发生且数量 ≥10 个毛囊单位的毛囊炎。

毛发移植术是整形美容相关医疗机构的常见手术术式。整形美容专业医疗质量控制平台 2022 年数

据显示，903 家医疗机构共计实施毛发移植术 7528 人次，其中公立医疗机构 1028 人次，民营医疗机构 6500 人次。903 家医疗机构中毛发移植术后早期毛囊炎发生率为 2.54%，公立医疗机构为 2.14%，民营医疗机构为 2.60%。由此可见，毛发移植术后早期毛囊炎发生率在公立医疗机构和民营医疗机构中均较高。

## 十、透明质酸单次注射剂量≥5 mL 的患者比例

指标说明：该指标仅针对透明质酸（玻尿酸）注射的患者，真皮内注射技术（水光针）患者不纳入统计。

透明质酸注射术是整形美容相关医疗机构的常见手术术式。整形美容专业医疗质量控制平台 2022 年数据显示，903 家医疗机构共计实施透明质酸注射术 225 445 人次，其中公立医疗机构实施 11 414 人次，民营医疗机构实施 214 031 人次。903 家医疗机构中透明质酸单次注射剂量≥5 mL 的患者比例为 23.95%，公立医疗机构为 10.35%，民营医疗机构为 24.68%。由此可见，民营医疗机构对透明质酸单次较高剂量注射的限制相对于公立医疗机构更为宽泛。

# 第七章

# 整形美容专业亚专业指标数据分析

## 第一节　整形美容专业亚专业指标简介

整形美容专业受众群体多，患者／求美者需求多样。近年来，整形美容专业发展迅速，根据患者／求美者的不同需求，整形美容专业衍生出诸多亚专业以进一步服务患者／求美者。与此同时，亚专业内部也逐渐暴露出相关的医疗安全问题。为更加全面地贯彻落实国家卫生健康委员会医疗安全质控工作，整形美容专业国家级医疗质量控制中心联合业内专家，成立了国家整形美容专业亚专业工作组，针对于亚专业发展情况，制定相关亚专业医疗安全质控指标。

国家整形美容专业亚专业工作组于 2023 年 3 月成立，目前组建了毛发移植、眼整形、会阴整形、乳房整形、脂肪整形及注射美容共计 6 个亚专业工作组。每个亚专业工作组设立组长和秘书，亚专业组组长由国内亚专业领域内的专家担任，组内成员共同根据亚专业现状制定相应的亚专业质控指标，并由整形美容专业国家级医疗质量控制中心审核，最终通过整形美容专业医疗质量控制平台进行数据收集。

2023 年是整形美容专业国家级医疗质量控制中心亚专业指标数据收集工作的第一年。为初步排查行业内各亚专业发展现状及可能出现的医疗安全问题，亚专业工作组制定的指标多以结构指标为主。

## 第二节　整形美容专业亚专业指标数据分析

本节数据来自整形美容专业医疗质量控制平台 2022 年数据，数据获取时间为 2022 年 1 月 1 日—2022 年 12 月 31 日。整形美容专业医疗质量控制平台 2022 年数据填报工作共获得 903 家整形美容相关医疗机构的有效数据，其中公立医疗机构 204 家，民营医疗机构 699 家。

### 一、毛发移植亚专业质控指标

#### （一）数据填报情况

2022 年整形美容专业医疗质量控制平台数据填报工作中，共有 133 家医疗机构提供了毛发移植亚专业的有效数据，其中公立医疗机构 38 家，民营医疗机构 95 家。

#### （二）床位设置

133 家医疗机构共设有毛发移植亚专业床位 303 张，其中公立医疗机构 62 张，民营医疗机构 241 张。

#### （三）医师情况

133 家医疗机构中获得注册资格并主刀或参与毛发移植手术操作的医师共 395 人，其中主诊医师 180 人（占比 45.57%）。在 395 名医师中，公立医疗机构 179 人（其中主诊医师 98 人，占比 54.75%），民营医疗机构 216 人（其中主诊医师 82 人，占比 37.96%）。图 7-2-1 显示设有毛发移植亚专业医疗机构的医师职称情况。图 7-2-2 显示设有毛发移植亚专业医疗机构的主诊医师占比情况。

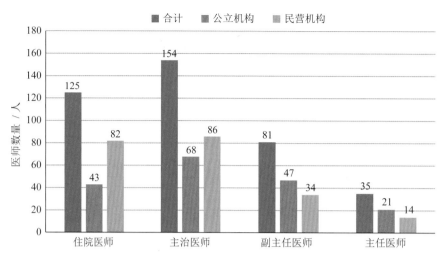

图 7-2-1 2022 年整形美容专业医疗质量控制平台设有毛发移植亚专业医疗机构的医师职称情况

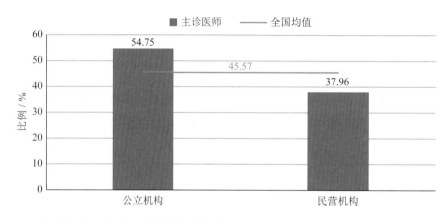

图 7-2-2 2022 年整形美容专业医疗质量控制平台设有毛发移植亚专业医疗机构的主诊医师占比情况

**（四）护士情况**

133 家医疗机构中配合毛发移植手术的注册护士共有 647 人，其中公立医疗机构 145 人，民营医疗机构 502 人。图 7-2-3 显示设有毛发移植亚专业医疗机构的护士职称情况。

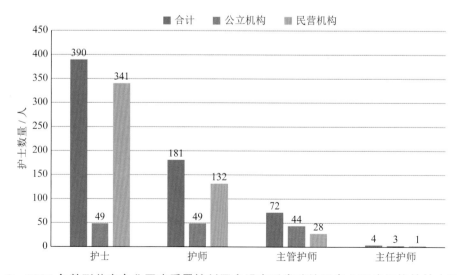

图 7-2-3 2022 年整形美容专业医疗质量控制平台设有毛发移植亚专业医疗机构的护士职称情况

**（五）毛发移植手术情况**

整形美容专业医疗质量控制平台2022年数据显示，医疗机构全年实施毛发移植手术共计11 569人次，其中公立医疗机构实施1021人次，民营医疗机构实施10 548人次。

**1. 手术患者性别分布**

整形美容专业医疗质量控制平台2022年数据显示，约70%的毛发移植患者为男性。图7-2-4显示接受毛发移植手术的患者性别分布情况。

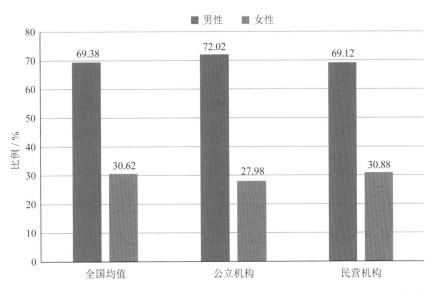

图7-2-4 2022年整形美容专业医疗质量控制平台毛发移植手术的患者性别分布情况

**2. 手术分类情况**

毛发移植手术包括雄激素性脱发、单纯发际线、眉毛、胡须、瘢痕性脱发以及其他共计6个手术分类。图7-2-5显示各类毛发移植手术的比例情况。

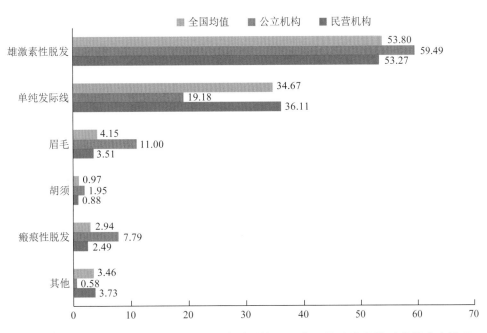

图7-2-5 2022年整形美容专业医疗质量控制平台不同毛发移植手术的分布情况

### 3. 毛囊提取方式情况

毛囊提取方式包括毛囊单位提取剃发、毛囊单位提取不剃发、毛囊单位移植以及机器人辅助共计4种。图 7-2-6 显示不同毛囊提取方式的占比情况。

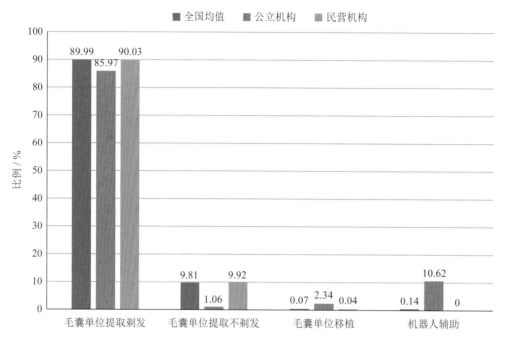

图 7-2-6　2022 年整形美容专业医疗质量控制平台不同毛囊提取方式的分布情况

### 4. 毛囊种植方式情况

毛囊种植方式包括扩孔种植、即插即种、种植笔种植和混合方式种植共计4种。图 7-2-7 显示不同毛囊种植方式的占比情况。

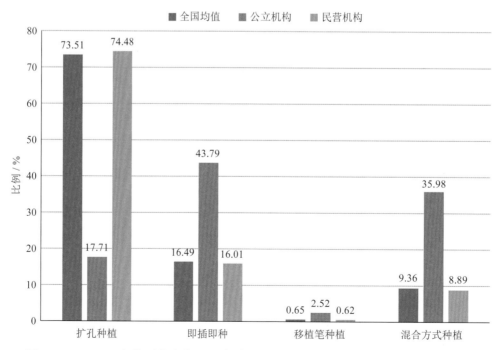

图 7-2-7　2022 年整形美容专业医疗质量控制平台不同毛囊种植方式的分布情况

**5. 毛囊种植量情况**

毛囊种植量根据单次毛囊种植数量，以 2000 个毛囊单位为递增量进行计数。图 7-2-8 显示不同毛囊种植量的占比情况。

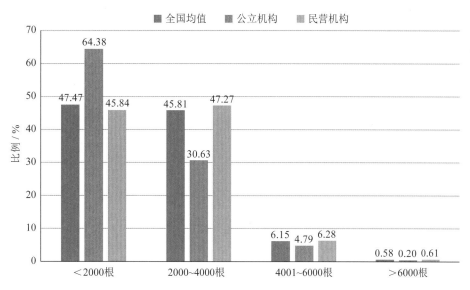

图 7-2-8    2022 年整形美容专业医疗质量控制平台不同毛囊种植量的分布情况

**6. 二次补种情况**

2022 年全年实施二次补种共计 275 人次，其中公立医疗机构实施 45 人次，民营医疗机构实施 230 人次。

**7. 手术并发症情况**

毛发移植手术并发症包括毛囊炎持续＞1 个月、头皮坏死、成活率＜70%、感觉异常＞3 个月、术区疼痛＞1 个月以及其他共计 6 种情况。整形美容专业医疗质量控制平台 2022 年数据显示，医疗机构全年毛发移植手术并发症发生数量为 1030 人次，公立医疗机构 279 人次，民营医疗机构 751 人次。在 6 种并发症的数据反馈中，头皮坏死的发生数量为 0 人次。图 7-2-9 显示毛发移植手术后不同并发症的占比情况。

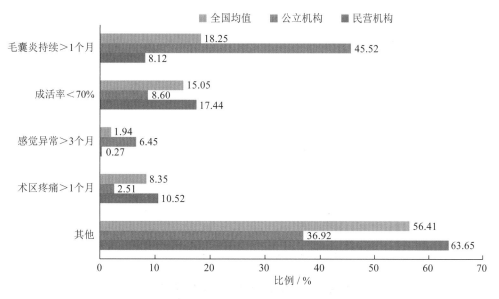

图 7-2-9    2022 年整形美容专业医疗质量控制平台毛发移植手术不同并发症占比情况

## 二、眼整形亚专业质控指标

### （一）数据填报情况

2022 年整形美容专业医疗质量控制平台数据填报工作中，共有 567 家医疗机构提供了眼整形亚专业的有效数据，其中公立医疗机构 134 家，民营医疗机构 433 家。

### （二）床位设置

567 家医疗机构中共设有眼整形亚专业床位 1350 张，其中公立医疗机构 432 张，民营医疗机构 918 张。

### （三）医师情况

567 家医疗机构中获得注册资格并主刀或参与眼整形手术操作的医师共 2105 人，其中主诊医师 1114 人（占比 52.92%）。在 2105 名医师中，公立医疗机构 641 人（其中主诊医师 389 人，占比 60.69%），民营医疗机构 1464 人（其中主诊医师 725 人，占比 49.52%）。图 7-2-10 显示设有眼整形亚专业医疗机构的医师职称情况。图 7-2-11 显示设有眼整形亚专业医疗机构的主诊医师占比情况。

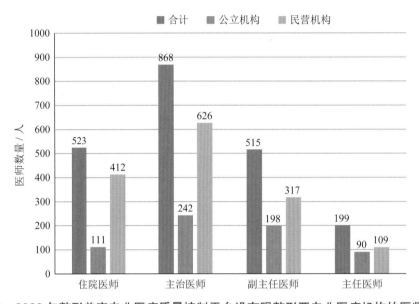

图 7-2-10 2022 年整形美容专业医疗质量控制平台设有眼整形亚专业医疗机构的医师职称情况

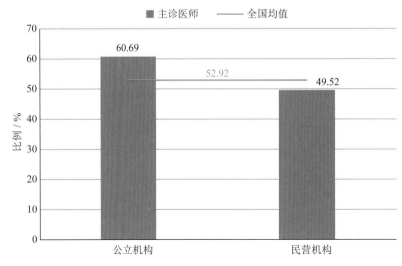

图 7-2-11 2022 年整形美容专业医疗质量控制平台设有眼整形亚专业医疗机构的主诊医师占比情况

**（四）眼整形手术情况**

整形美容专业医疗质量控制平台 2022 年数据显示，医疗机构全年实施眼整形手术共计 228 970 人次，其中公立医疗机构实施 35 892 人次，民营医疗机构实施 193 078 人次。

**1. 手术患者性别分布**

整形美容专业医疗质量控制平台 2022 年数据显示，近 90% 的眼整形手术患者为女性。图 7-2-12 显示眼整形手术患者的性别分布情况。

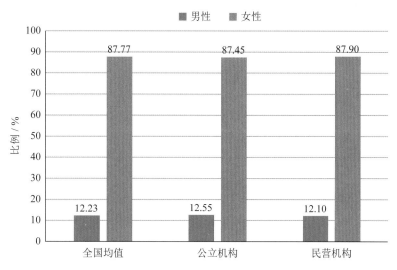

图 7-2-12　2022 年整形美容专业医疗质量控制平台眼整形手术患者的性别分布情况

**2. 病因分类情况**

眼整形包括单睑、上睑皮肤松弛、睑袋、上睑下垂、内眦赘皮、眼整形术后修复和其他共计 7 个病因分类。图 7-2-13 显示眼整形手术的病因分类情况。

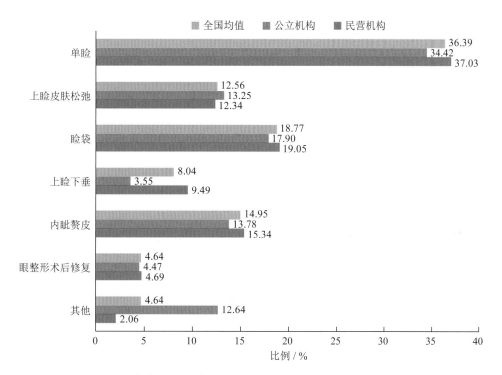

图 7-2-13　2022 年整形美容专业医疗质量控制平台眼整形手术的病因分类情况

### 3. 手术术式情况

眼整形手术包括切开法重睑术、小切口法重睑术、缝线法重睑术、结膜入路睑袋手术、皮肤入路睑袋手术、上睑下垂矫正术、内眦赘皮矫正术、切/提眉术、重睑术后修复、睑袋术后修复、上睑下垂术后修复以及其他共计 12 个手术术式。图 7-2-14 显示眼整形不同手术术式的占比情况。

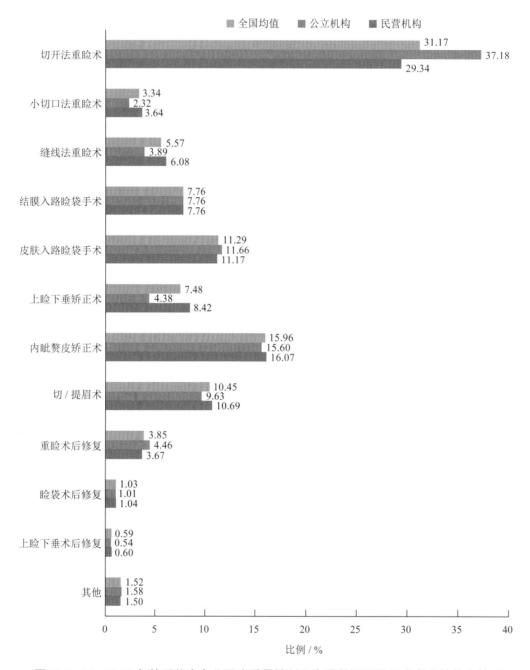

图 7-2-14　2022 年整形美容专业医疗质量控制平台眼整形不同手术术式的分布情况

### 4. 手术并发症情况

眼整形手术并发症包括重睑线变浅、重睑线不对称、重睑过高过深粘连、重睑术后上睑凹陷、上睑下垂矫正不足、上睑下垂矫正过度、睑外翻、角膜/巩膜损伤以及其他共计 9 种。整形美容专业医疗质量控制平台 2022 年数据显示，全年眼整形手术并发症数量为 2327 人次，公立医疗机构 822 人次，民营医疗机构 1505 人次。图 7-2-15 显示眼整形术后不同并发症的占比情况。

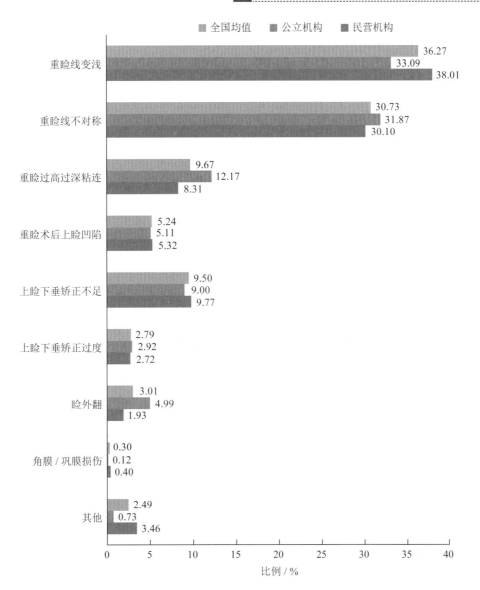

图 7-2-15　2022 年整形美容专业医疗质量控制平台眼整形术后不同并发症的分布情况

### 三、会阴整形亚专业质控指标

**（一）数据填报情况**

2022 年整形美容专业医疗质量控制平台数据填报工作中，共有 168 家医疗机构提供了会阴整形亚专业的有效数据，其中公立医疗机构 53 家，民营医疗机构 115 家。

**（二）床位设置**

168 家医疗机构中共设有会阴整形亚专业床位 415 张，其中公立医疗机构 118 张，民营医疗机构 297 张。

**（三）医师情况**

168 家医疗机构中获得注册资格并主刀或参与会阴整形手术操作的医师共 583 人，其中主诊医师 333 人（占比 57.12%）。在 583 名医师中，公立医疗机构 280 人（其中主诊医师 184 人，占比 65.71%），民营医疗机构 303 人（其中主诊医师 149 人，占比 49.17%）。图 7-2-16 显示设有会阴整形亚专业医疗机构的医师职称情况。图 7-2-17 显示设有会阴整形亚专业医疗机构的主诊医师占比情况。

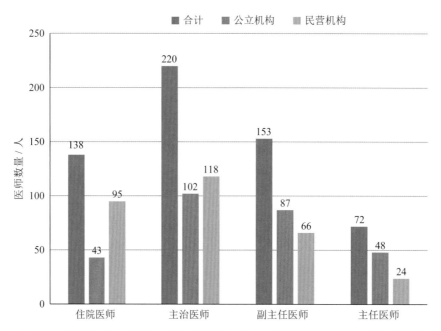

图 7-2-16 2022 年整形美容专业医疗质量控制平台设有会阴整形亚专业医疗机构的医师职称情况

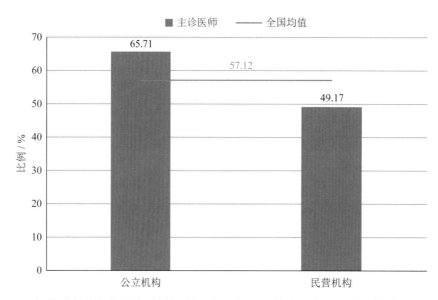

图 7-2-17 2022 年整形美容专业医疗质量控制平台设有会阴整形亚专业医疗机构的主诊医师占比情况

## （四）会阴整形手术情况

整形美容专业医疗质量控制平台 2022 年数据显示，医疗机构全年实施会阴整形手术共计 3667 人次，其中公立医疗机构实施 1471 人次，民营医疗机构实施 2196 人次。

### 1. 手术患者年龄分布

整形美容专业医疗质量控制平台 2022 年数据显示，会阴整形患者中 18～40 岁年龄区间占比较高。图 7-2-18 显示会阴整形手术患者的年龄分布情况。

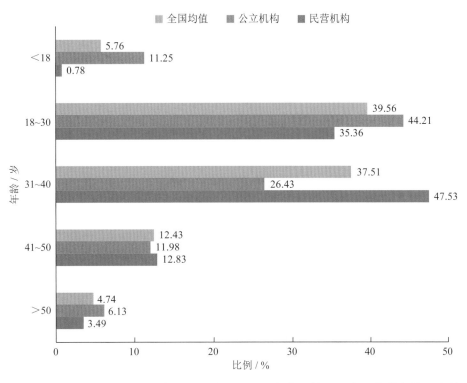

图 7-2-18　2022 年整形美容专业医疗质量控制平台会阴整形手术患者的年龄分布情况

## 2. 手术病因情况

会阴整形手术的病因包括会阴裂伤、阴道松弛、小阴唇肥大、阴蒂包皮肥大、大阴唇萎缩和其他共计 6 种。图 7-2-19 显示会阴整形手术的病因占比情况。

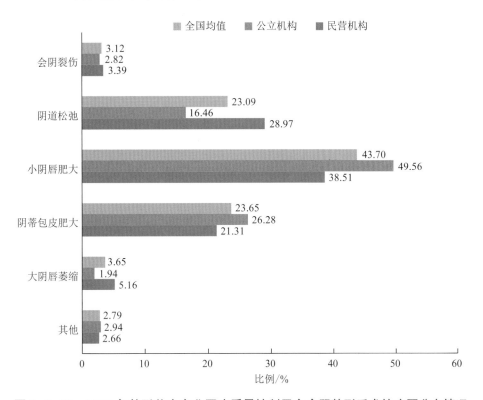

图 7-2-19　2022 年整形美容专业医疗质量控制平台会阴整形手术的病因分布情况

### 3. 手术部位情况

会阴整形包括会阴体、阴道、小阴唇、阴蒂包皮和大阴唇共计 5 个手术部位。图 7-2-20 显示会阴整形手术部位的占比情况。

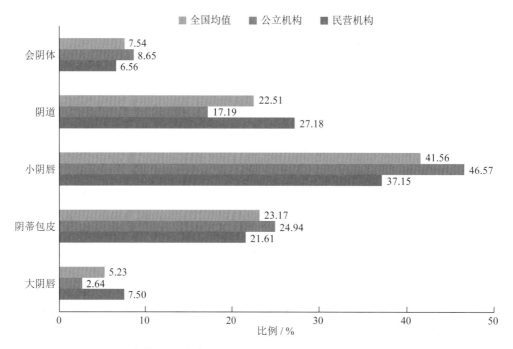

图 7-2-20　2022 年整形美容专业医疗质量控制平台会阴整形手术部位的分布情况

### 4. 会阴体及阴道整形治疗方式情况

会阴体及阴道整形包括传统手术、微创手术、注射治疗和光电治疗共计 4 种治疗方式。图 7-2-21 显示会阴体及阴道整形的治疗方式占比情况。

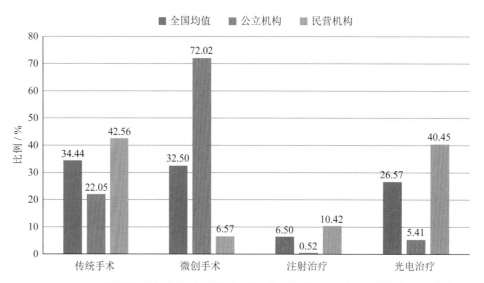

图 7-2-21　2022 年整形美容专业医疗质量控制平台会阴体及阴道整形的治疗方式分布情况

### 5. 小阴唇及阴蒂包皮手术方式情况

小阴唇及阴蒂包皮手术方式包括单纯小阴唇整形、小阴唇 + 阴蒂包皮整形、边缘切除法小阴唇整形和粘膜瓣法小阴唇整形共计 4 种。图 7-2-22 显示小阴唇及阴蒂包皮手术方式占比情况。

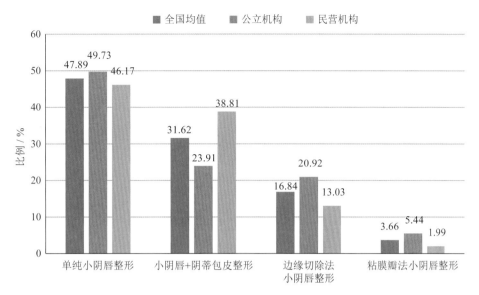

图 7-2-22　2022 年整形美容专业医疗质量控制平台小阴唇及阴蒂包皮手术方式占比情况

#### 6. 大阴唇整形手术方式情况

大阴唇整形手术方式包括自体颗粒脂肪注射填充、透明质酸注射填充、皮肤紧致手术和光电紧致治疗共计 4 种。图 7-2-23 显示大阴唇整形手术方式占比情况。

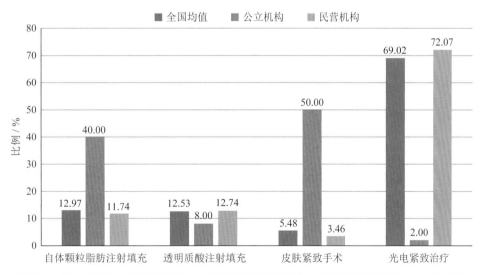

图 7-2-23　2022 年整形美容专业医疗质量控制平台大阴唇整形手术方式占比情况

#### 7. 手术并发症情况

会阴整形手术并发症包括直肠损伤、大出血（需手术止血或输血治疗）、血管栓塞、血肿形成、切口愈合不良和（或）切口裂开、感染、术区疼痛共计 7 种。整形美容专业医疗质量控制平台 2022 年数据显示，医疗机构全年会阴整形手术并发症发生数量为 33 人次，公立医疗机构 17 人次，民营医疗机构 16 人次。在 7 种并发症的数据反馈中，血管栓塞的发生数量为 0 人次。图 7-2-24 显示会阴整形手术不同并发症的占比情况。

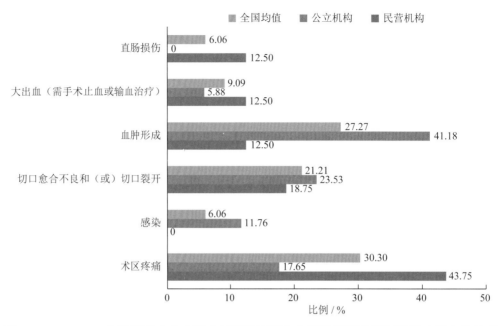

图 7-2-24　2022 年整形美容专业医疗质量控制平台会阴整形手术不同并发症的占比情况

### 四、乳房整形亚专业质控指标

#### （一）数据填报情况

2022 年整形美容专业医疗质量控制平台数据填报工作中，共有 225 家医疗机构提供了乳房整形亚专业有效数据，其中公立医疗机构 60 家，民营医疗机构 165 家。

#### （二）床位设置

225 家医疗机构中共设有乳房整形亚专业床位 1043 张，其中公立医疗机构 276 张，民营医疗机构 767 张。

#### （三）医师情况

225 家医疗机构中获得注册资格并主刀或参与乳房整形手术操作的医师共 999 人，其中主诊医师 532 人（占比 53.25%）。在 999 名医师中，公立医疗机构 351 人（其中主诊医师 232 人，占比 64.27%），民营医疗机构 638 人（其中主诊医师 300 人，占比 47.02%）。图 7-2-25 显示设有乳房整形亚专业医疗机构的医师职称情况。图 7-2-26 显示设有乳房整形亚专业医疗机构的主诊医师占比情况。

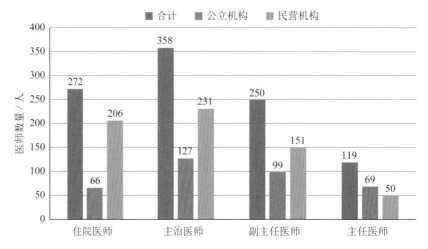

图 7-2-25　2022 年整形美容专业医疗质量控制平台设有乳房整形亚专业医疗机构的医师职称情况

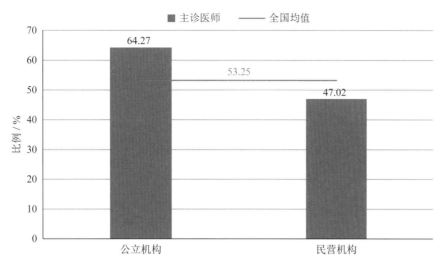

图 7-2-26 2022 年整形美容专业医疗质量控制平台设有乳房整形亚专业医疗机构的主诊医师占比情况

**（四）乳房整形手术情况**

整形美容专业医疗质量控制平台 2022 年数据显示，医疗机构全年实施乳房整形手术共计 10 733 人次，其中公立医疗机构实施 2574 人次，民营医疗机构实施 8159 人次。

**1. 手术患者性别分布**

整形美容专业医疗质量控制平台 2022 年数据显示，约 90% 接受乳房整形手术的患者为女性。图 7-2-27 显示乳房整形手术患者的性别分布情况。

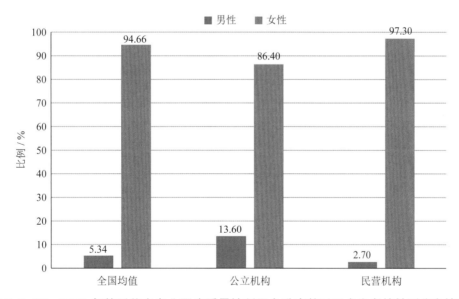

图 7-2-27 2022 年整形美容专业医疗质量控制平台乳房整形手术患者的性别分布情况

**2. 手术病因情况**

乳房整形手术的病因包括乳房发育不良、乳房肥大下垂、乳房缺失、男性乳房发育、乳头乳晕畸形、乳房整形术后修复以及其他共计 7 种。图 7-2-28 显示乳房整形手术的病因分布情况。

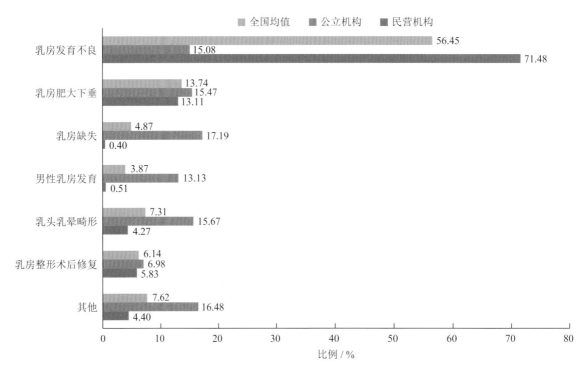

图 7-2-28　2022 年整形美容专业医疗质量控制平台乳房整形手术的病因分布情况

### 3. 手术术式情况

乳房整形手术术式包括假体隆乳、自体脂肪注射隆乳、乳房缩小上提、假体乳房再造、自体皮瓣乳房再造、男性乳房整形、乳头乳晕整形、乳房整形术后修复以及其他共计 9 种。图 7-2-29 显示不同乳房整形手术术式的占比情况。

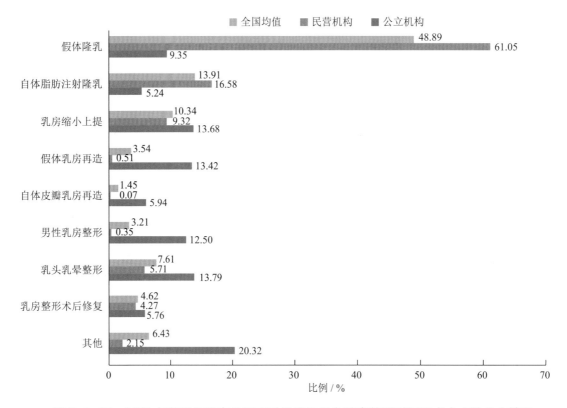

图 7-2-29　2022 年整形美容专业医疗质量控制平台乳房整形不同手术术式的分布情况

#### 4. 手术并发症情况

乳房整形手术并发症包括感染、假体移位、假体外露、血清肿、血肿、包膜挛缩、假体破裂、皮瓣坏死、脂肪液化彩超检查>2 cm、乳头乳晕坏死、切口愈合不良以及其他共计12种。整形美容专业医疗质量控制平台 2022 年数据显示，医疗机构全年乳房整形并发症发生数量为 210 人次，公立医疗机构 83 人次，民营医疗机构 127 人次。图 7-2-30 显示乳房整形术后不同并发症的占比情况。

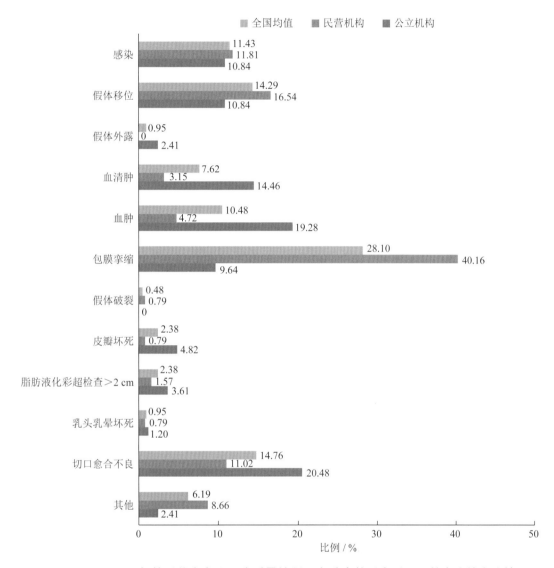

图 7-2-30　2022 年整形美容专业医疗质量控制平台乳房整形术后不同并发症的占比情况

### 五、脂肪整形亚专业质控指标

#### （一）数据填报情况

2022 年整形美容专业医疗质量控制平台数据填报工作中，共有 322 家医疗机构提供了脂肪整形亚专业的有效数据，其中公立医疗机构 85 家，民营医疗机构 237 家。

#### （二）床位设置

322 家医疗机构中共设有脂肪整形亚专业床位 1140 张，其中公立医疗机构 286 张，民营医疗机构 854 张。

#### （三）医师情况

322 家医疗机构中获得注册资格并主刀或参与脂肪整形手术操作的医师共 1324 人，其中主诊医师

681人（占比51.44%）。在1324名医师中，公立医疗机构450人（其中主诊医师252人，占比56.00%），民营医疗机构874人（其中主诊医师429人，占比49.08%）。图7-2-31显示设有脂肪整形亚专业医疗机构的医师职称情况。图7-2-32显示设有脂肪整形亚专业医疗机构的主诊医师占比情况。

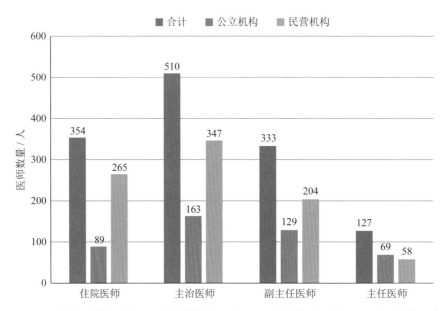

图7-2-31　2022年整形美容专业医疗质量控制平台设有脂肪整形亚专业医疗机构的医师职称情况

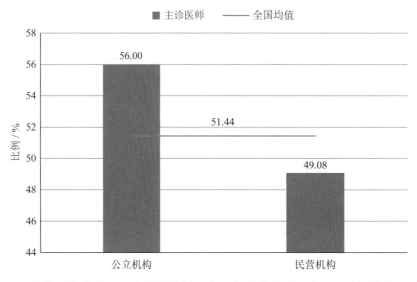

图7-2-32　2022年整形美容专业医疗质量控制平台设有脂肪整形亚专业医疗机构的主诊医师占比情况

### （四）脂肪整形手术情况

整形美容专业医疗质量控制平台2022年数据显示，医疗机构全年实施脂肪整形手术共计15 618人次，其中公立医疗机构4287人次，民营医疗机构11 331人次；全年实施脂肪抽吸手术共计21 926人次，其中公立医疗机构5689人次，民营医疗机构16 237人次。

**1.手术患者性别分布**

整形美容专业医疗质量控制平台2022年数据统计显示，约90%接受脂肪整形手术的患者为女性。图7-2-33显示脂肪整形手术患者的性别分布情况。

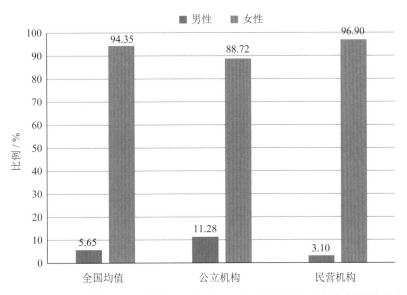

图 7-2-33　2022 年整形美容专业医疗质量控制平台脂肪整形手术患者的性别分布情况

**2. 手术病因情况**

脂肪整形手术包括体表软组织缺损或凹陷畸形、面部轮廓不佳、五官外形不佳、全身或局部脂肪堆积、凹陷性瘢痕、小乳症或乳房外形不佳、臀部外形不佳以及其他共计 8 种病因。图 7-2-34 显示脂肪整形手术的病因占比情况。

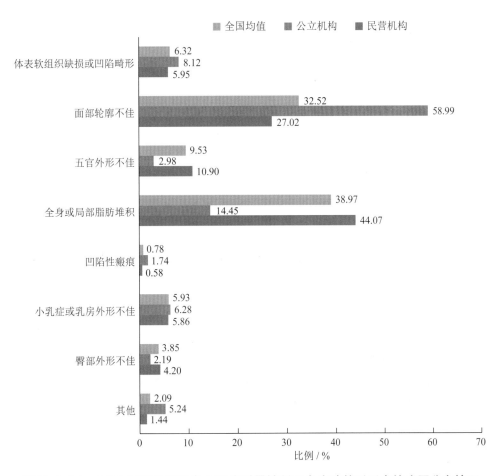

图 7-2-34　2022 年整形美容专业医疗质量控制平台脂肪整形手术的病因分布情况

### 3. 手术部位情况

脂肪整形手术包括头面颈、乳房、臀部、双手、四肢（不含手足）、躯干（不含会阴）、会阴以及其他共计 8 个部位。图 7-2-35 显示不同脂肪整形手术部位的占比情况。

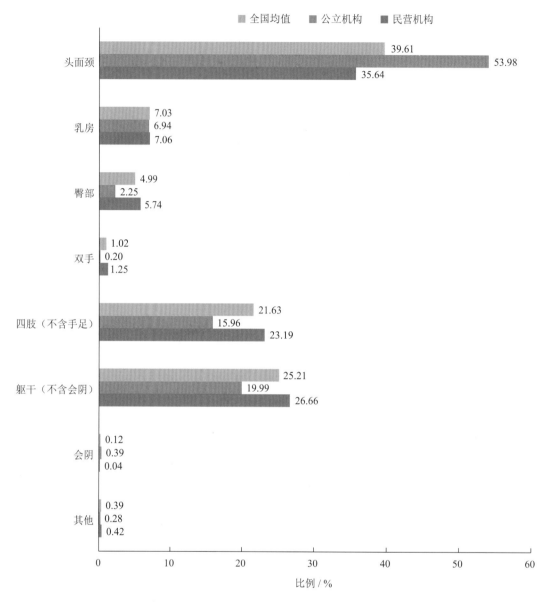

图 7-2-35　2022 年整形美容专业医疗质量控制平台脂肪整形的手术部位分布情况

### 4. 手术并发症情况

脂肪整形手术并发症包括淤青 / 肿胀持续＞1 个月、感觉异常＞3 个月、局部囊肿 / 结节 / 钙化、局部感染液化、皮肤坏死、移植或抽吸部位凹凸不平、移植部位或脂肪抽吸部位矫枉过度、移植成活率＜20%、栓塞、失明、死亡以及其他共计 12 种。整形美容专业医疗质量控制平台 2022 年数据显示，医疗机构全年脂肪整形手术并发症发生数量为 637 人次，其中公立医疗机构 103 人次，民营医疗机构 534 人次。在 12 种并发症的数据反馈中，失明和死亡的发生数量为 0 人次。图 7-2-36 显示脂肪整形术后不同并发症的占比情况。

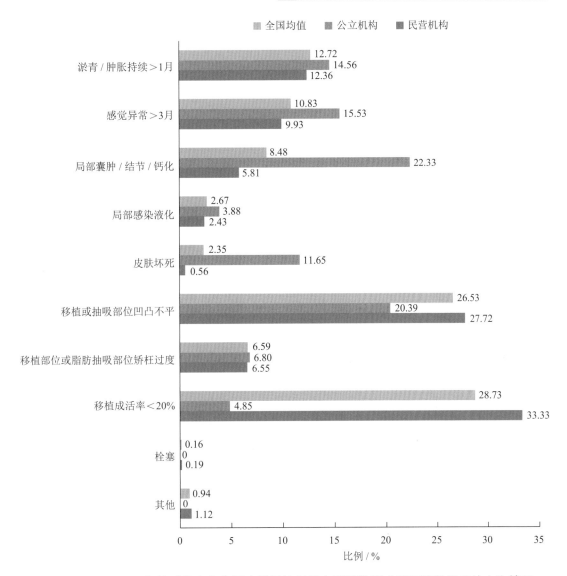

**图 7-2-36　2022 年整形美容专业医疗质量控制平台脂肪整形术后不同并发症的占比情况**

## 六、注射美容亚专业质控指标

### （一）数据填报情况

2022 年整形美容专业医疗质量控制平台数据填报工作中，共有 666 家医疗机构提供了注射美容亚专业的有效数据，其中公立医疗机构 146 家，民营医疗机构 520 家。

### （二）医师情况

注射美容亚专业医师统计对医师类型进行了界定：①本省市无"美容主诊医师"制度，取得执业医师资格证书，具有医疗美容执业 6 年以上工作经历的中级职称及以上医师（条件 1）。符合条件 1 的医师共计 399 人，其中公立医疗机构 114 人，民营医疗机构 285 人。②本省市施行"美容主诊医师"制度，获得美容主诊医师资格（条件 2）。符合条件 2 的医师共计 2070 人，其中公立医疗机构 904 人，民营医疗机构 1166 人。

666 家医疗机构中医师总数为 2197 人，其中公立医疗机构 736 人，民营医疗机构 1461 人。图 7-2-37 显示设有注射美容亚专业医疗机构的医师职称情况。

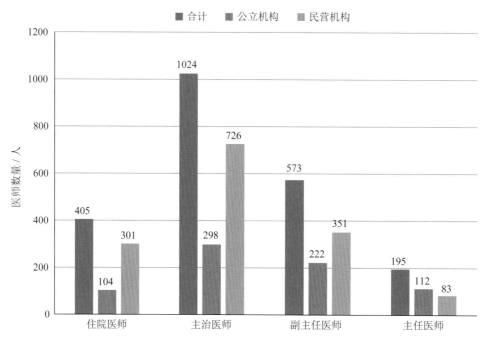

图 7-2-37    2022 年整形美容专业医疗质量控制平台设有注射美容亚专业医疗机构的医师职称情况

**（三）注射美容数量情况**

注射美容数量指肉毒毒素及填充剂（除外脂肪注射）的年注射人次总数。整形美容专业医疗质量控制平台 2022 年数据显示，医疗机构全年实施注射美容共计 752 406 人次，其中公立医疗机构实施 64 675 人次，民营医疗机构实施 687 731 人次。

**1. 肉毒毒素注射数量情况**

整形美容专业医疗质量控制平台 2022 年数据显示，医疗机构中肉毒毒素注射数量为 436 050 人次，其中公立医疗机构 48 396 人次，民营医疗机构 387 654 人次。该指标中所涉及的肉毒毒素品牌包括保妥适、衡力、吉适、乐提葆。图 7-2-38 显示不同肉毒毒素品牌注射数量的占比情况。

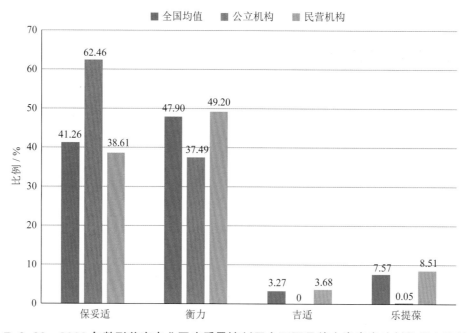

图 7-2-38    2022 年整形美容专业医疗质量控制平台不同品牌肉毒毒素注射数量占比情况

## 2. 填充材料注射数量情况

填充材料包括透明质酸类填充剂（仅含有透明质酸的制剂）、其他可降解类填充剂（非透明质酸制剂或含有透明质酸的混合制剂）、含不可降解材料的填充剂共计 3 种类型。图 7-2-39 显示不同类型填充材料注射数量占比情况。

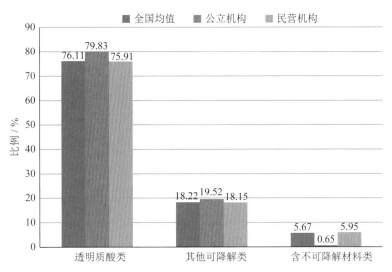

图 7-2-39　2022 年整形美容专业医疗质量控制平台不同类型填充材料注射数量的占比情况

## 3. 注射美容并发症情况

整形美容专业医疗质量控制平台 2022 年数据显示，全年注射美容并发症发生数量为 3008 人次（肉毒毒素 897 人次，填充材料 2111 人次），公立医疗机构 1514 人次（肉毒毒素 489 人次，填充材料 1025 人次），民营医疗机构 1494 人次（肉毒毒素 408 人次，填充材料 1086 人次）。图 7-2-40 显示不同注射美容类型并发症的占比情况。

整形美容专业医疗质量控制平台 2022 年数据显示，全年透明质酸酶使用数量为 41 726 人次，其中公立医疗机构 2099 人次，民营医疗机构 39 627 人次。

整形美容专业医疗质量控制平台 2022 年数据显示，全年医疗机构接诊非医疗机构来源的注射美容并发症患者共计 1576 人次，其中公立医疗机构 877 人次，民营医疗机构 699 人次。

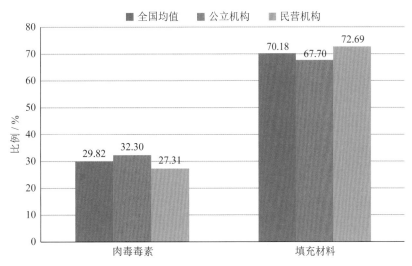

图 7-2-40　2022 年整形美容专业医疗质量控制平台不同注射美容类型并发症的占比情况

**4. 其他情况**

整形美容专业医疗质量控制平台 2022 年数据显示，填充剂锐针注射前有效回抽率（有效回抽：回抽时针头内通畅，不含填充剂或仅含有液体）为 87.64%，其中公立医疗机构为 75.34%，民营医疗机构为 90.60%；填充剂注射前全面部消毒及无菌操作率为 92.32%，其中公立医疗机构为 79.98%，民营医疗机构为 95.36%；注射后留院观察＞30 min 患者比例为 89.18%，其中公立医疗机构为 86.73%，民营医疗机构为 89.84%。

整形美容专业医疗质量控制平台 2022 年数据显示，97.45% 的医疗机构配备注射美容相关抢救设备及药品，其中所有公立医疗机构和 96.73% 的民营医疗机构符合上述条件；96.55% 的医疗机构制定了严重注射美容并发症应急预案，其中 99.32% 的公立医疗机构和 95.77% 的民营医疗机构符合上述条件；95.65% 的医疗机构每年进行心肺复苏术培训，其中 98.63% 的公立医疗机构和 94.81% 的民营医疗机构符合上述条件；97.60% 的医疗机构具备医院感染相关的定期自查记录，其中全部公立医疗机构和 96.92% 的民营医疗机构符合上述条件。

第八章

基于医院质量监测系统的整形美容专业
医疗质量数据分析

## 一、医院质量监测系统简介

HQMS通过综合运用计算机软件与网络技术，对医院内所发生的各种医疗过程信息尤其是医疗质量数据信息进行审核，是国家卫生健康委员会开展医疗服务监管和信息网络直报工作的重要途径。HQMS系统自动对接医疗机构的病案首页数据，以确保医疗机构评审、评价数据的真实性。本部分数据来源于HQMS系统中与病案首页对应的相关指标。

## 二、基本情况分析

### （一）住院患者基本情况

根据HQMS系统数据，2022年全国（不含港、澳、台地区）整形美容科住院患者共208 591人次，其中公立医疗机构183 562人次，占比为88.00%，民营医疗机构25 029人次，占比为12.00%。在所有住院患者中，非日间病房住院患者170 139人次，占比为81.57%，日间病房住院患者21 844人次，占比为10.47%，其余16 608人次未填报该信息。

HQMS系统住院患者的性别数据显示，2022年全国整形美容科住院患者中女性占比为50.87%，男性占比为49.13%。2022年整形美容科住院患者平均年龄为36.93岁，人均入院次数1.67次，平均住院时长8.48 d。

2022年HQMS系统整形美容科住院患者有4种入院途径：门诊、急诊、其他医疗机构转入和其他途径。图8-0-1显示2022年整形美容科不同入院途径的患者占比情况，其中80%以上的患者来自于门诊，其次来自于急诊，其他医疗机构转入和其他入院途径的患者占比合计不足1%。

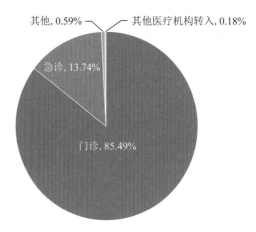

图 8-0-1　2022年医院质量监测系统整形美容科住院患者不同入院途径占比情况

### （二）住院患者手术情况

住院患者手术指标包括手术级别、切口愈合等级和麻醉方式。

2022年HQMS系统整形美容科住院患者不同手术级别占比见图8-0-2，可见三级手术占比最高，达到了33.19%，其次是二级手术（28.71%）和一级手术（12.05%），占比最低的是四级手术（8.90%）。该指标有17.16%的患者未填报，考虑原因为非手术住院患者或漏填。

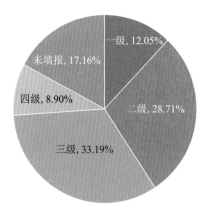

图 8-0-2　2022 年医院质量监测系统整形美容科住院患者不同手术级别占比情况

2022 年 HQMS 系统整形美容科住院患者不同切口愈合等级占比见图 8-0-3，可见整形美容科住院患者手术切口愈合等级以 I／甲愈合占比最高，达到了 38.13%，其次是 II／甲愈合（18.96%），再次是 III／甲愈合（6.91%）。由此可见，整形美容科住院患者手术切口甲级愈合率可达 64%。该指标有 16.14% 的患者未填报，考虑原因为非手术住院患者或漏填。

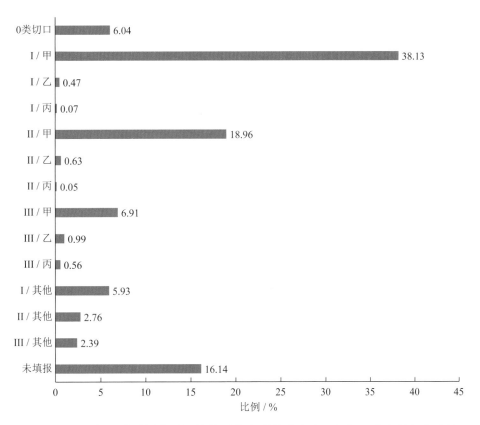

图 8-0-3　2022 年医院质量监测系统整形美容科住院患者不同切口愈合等级占比情况

2022 年 HQMS 系统整形美容科住院患者手术的不同麻醉方式占比见图 8-0-4。整形美容科住院手术患者的麻醉方式中全身麻醉占比最高，达到了 28.68%，其次是局部麻醉（22.43%），其他区域阻滞麻醉占比均在 3% 以下，其他占比不足 0.01% 的麻醉方式包括躯干神经阻滞（肋间神经阻滞）、针刺镇痛与麻醉、会阴神经阻滞、脑神经阻滞（三叉神经阻滞、舌咽神经阻滞）、特殊方法的复合麻醉［全身麻醉复合全身降温（低温麻醉）和控制性降压等］。该指标有 19.61% 的患者未填报，考虑原因为非手术住院患者或漏填。

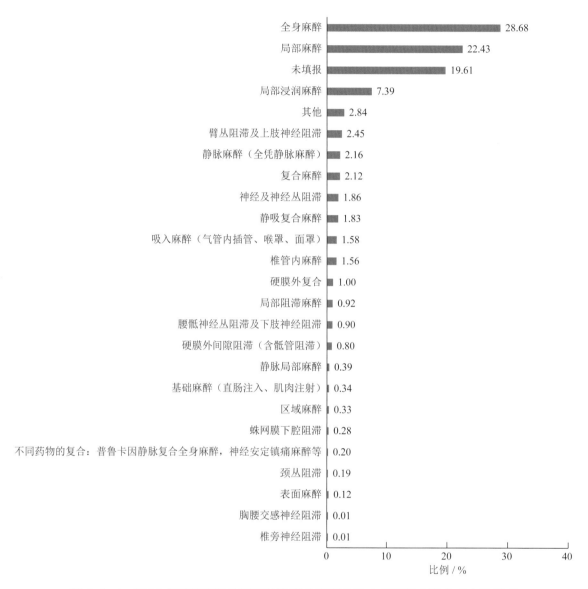

图 8-0-4　2022 年医院质量监测系统整形美容科住院患者不同麻醉方式占比情况

### 三、其他情况分析

HQMS 系统能够检索并进行统计的相关指标数据还包括假体植入手术早期手术部位感染发生率（1.84%）、阴道紧缩术直肠损伤发生率（3.19%）、毛发移植手术总量（323 例）、重睑术二次手术率（0.04%）、皮瓣血管危象发生率（0.8%）等。HQMS 系统中并未统计毛发移植术后早期毛囊炎的患者数量，同时重睑二次手术数量也很少，考虑与患者出现早期毛囊炎或接受重睑相关修复手术多于门诊进行有关。

# 参考文献

［1］国家卫生健康委员会. 2018 年国家医疗服务与质量安全报告［M］. 北京：科学技术文献出版社，2019.

［2］国家卫生健康委员会. 2019 年国家医疗服务与质量安全报告［M］. 北京：科学技术文献出版社，2020.

［3］国家卫生健康委员会. 2020 年国家医疗服务与质量安全报告［M］. 北京：科学技术文献出版社，2021.

［4］国家卫生健康委员会. 2021 年国家医疗服务与质量安全报告［M］. 北京：科学技术文献出版社，2022.

［5］国家卫生健康委员会. 2022 年国家医疗服务与质量安全报告［M］. 北京：科学技术文献出版社，2023.

［6］李林. 加强医疗质量与安全管理防范医疗纠纷中的作用［J］. 航空航天医学杂志，2013，24（7）：847-848.

［7］YUAN F, CHUNG K C. Defining quality in health care and measuring quality in surgery［J］. Plast Reconstr Surg, 2016, 137（5）: 1635-1644.

［8］PODOLSKY D K, NAGARKAR P A, REED W G, et al. Public reporting of patient safety metrics: ready or not?［J/OL］. Plast Reconstr Surg, 2014, 134（6）: 981e-985e［2023-10-11］. https://doi.org/10.1097/prs.0000000000000713.

［9］AI-HOQAIL R, AI-SHLASH S, HELMI A, et al. Total quality management in plastic surgery［J］. J Craniofac Surg, 2010, 21（1）: 10-19.

［10］ALHOQAIL R A. Self-audit in plastic surgery: toward total quality management of personal professional practice［J］. J Craniofac Surg, 2011, 22（2）: 409-414.

［11］MANAHAN M A, ASTON J W, BELLO R J, et al. Establishing a culture of patients safety, quality, and service in plastic surgery: integrating the fractal model［J/OL］. J Patient saf, 2021, 17（8）: e1553-e1558［2023-10-11］. https://doi.org/10.1097/pts.0000000000000554.

［12］汪丽萍. 整形美容外科医疗纠纷的防范［J］. 中国美容医学，2005，14（4）：490-491.

［13］中华人民共和国卫生健康委员会. 2022 年我国卫生健康事业发展统计公报［D］.（2023-10-12）［2023-10-18］. http://www.nhc.gov.cn/guihuaxxs/s3585u/202309/6707c48f2a2b420fbfb739c393fcca92.shtml.